Das Gesicht hinter der Diagnose Multiple Sklerose

Wir haben MS und zeigen es!

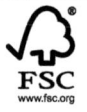

Caroline Régnard-Mayer

Das Gesicht hinter der Diagnose Multiple Sklerose

Wir haben MS und zeigen es!

- ergänzender Wegweiser zum Buch

"Wir haben MS und keiner sieht es!"-

Bibliografische Information der Deutschen Nationalbibliothek:
Die Deutsche Nationalbibliothek verzeichnet diese Publikation in der
Deutschen Nationalbibliografie; detaillierte bibliografische Daten sind
im Internet über http://dnb.dnb.de abrufbar.

Originalausgabe 2017, 2. Ausgabe 2022 © Caroline Régnard-Mayer
Alle Rechte vorbehalten.

Satz, Layout und Cover: Caroline Régnard-Mayer
Coverfoto: unlpashed/alex-iby-280624
Fotos: pixabay, unplushed, C. Régnard-Mayer

Herstellung und Verlag: BoD – Books on Demand, Norderstedt
ISBN: 9783746014661

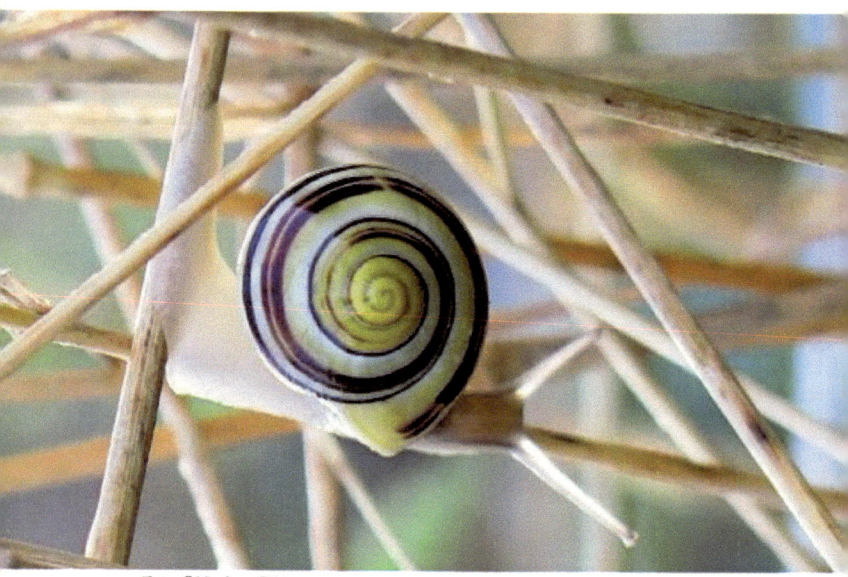

Foto ©Norbert Dittmar

Alle Veränderungen, sogar die meistersehn-
ten, haben ihre Melancholie. Denn was wir
hinter uns lassen, ist ein Teil unserer selbst.
Wir müssen einem Leben Lebewohl sagen, bevor wir in ein anderes eintreten können.

(Anatole France)

Ein wichtiger Hinweis zu diesem Buch!

Hinweise und Angaben, die Sie in diesem Buch erhalten, dienen zur ersten Information nach Ihrer Diagnose und beruhen auf meiner eigenen Erfahrung und ausführlichen Recherche. Sie wurden von einer Dozentin gegengelesen und korrigiert. Besondere Informationen habe ich mit Quellenangaben versehen. Ein Fremdwörterverzeichnis finden Sie in Kapitel 23. Meine Bücher dürfen niemals als Ersatz für eine Behandlung bei einem Facharzt oder Inanspruchnahme anderer professioneller Hilfe und Beratung angesehen werden. Sie sollen erste Hilfestellung und Unterstützung auf Ihrem "neuen" Weg sein, ebenso Mut machen. Außerdem spreche ich keine Therapie- oder Behandlungsmöglichkeiten aus. Bitte holen Sie sich diesbezüglich Rat bei einem Psychotherapeuten, Neurologen oder Arzt Ihrer Wahl.

Einmal im Jahr gebe ich, zusammen mit einer Bekannten, Unterricht an der Pflegefachschule am Pfalzklinikum. Mein Skript dafür und die Fragen der Schüler lasse ich in dieses Buch mit einfließen. Bisher standen wir jedes Mal vor einer tollen Truppe, die ungeniert fragte und wir antworteten – Kommunikation mit Menschen, die die Krankheit MS verstehen wollen.

Der dritte Band meiner "Frauenpower trotz MS"-Trilogie habe ich bewusst "MS– Meine Sonne" betitelt.

Lassen Sie sich etwas trösten von mir. Es gibt zwar keine Heilung und kein Patentrezept für das Leben mit unserer Erkrankung MS, aber sie kann die Sonne in uns auch zum Strahlen bringen!

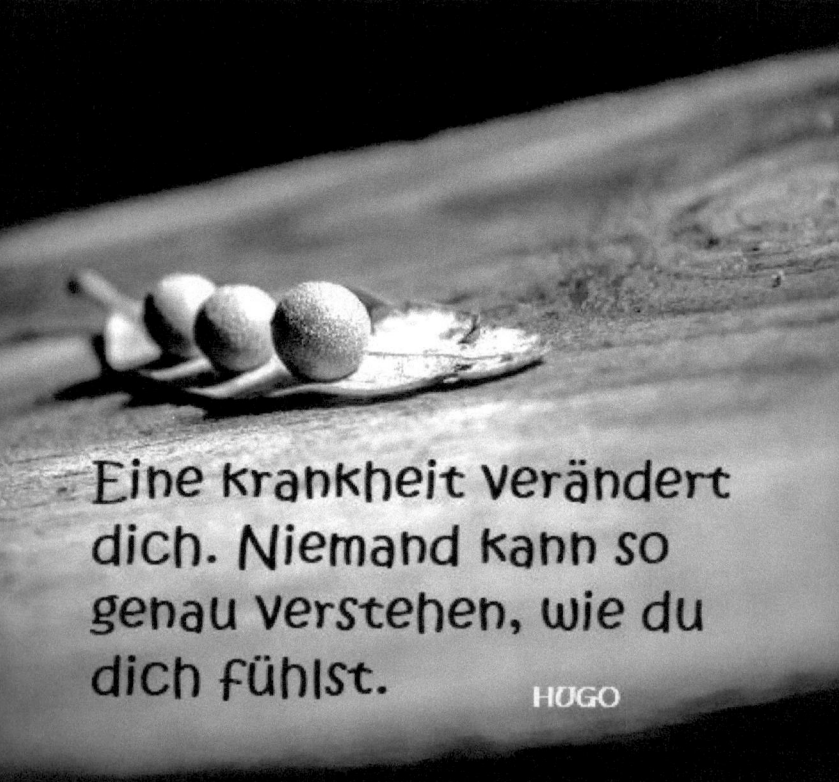

Eine krankheit verändert dich. Niemand kann so genau verstehen, wie du dich fühlst.

HUGO

1. Was der Leser in meinem Buch finden wird

Erster Wegweiser statt unendlichen Informationsmaterials

Sehr oft werde ich in den sozialen Netzwerken gefragt, wie und wann sich meine Erkrankung zum ersten Mal äußerte. Wie ich damit lebe, welche die ersten Anzeichen vor der Diagnose waren, was sich seit der Feststellung der MS geändert hat. Wie es danach weiter ging, wie ich mit den bestehenden Symptomen umgehe und was sich in meiner Familie, für meine Kinder und Eltern änderte.

Es gibt Antworten, die oft persönlicher Art sind und auf meine Situation und meinen Erfahrungen beruhen. Jedoch auch allgemeines. Diese werden Sie hier in meinem Büchlein, nach Kapiteln aufgeteilt, finden. Es sind immer dieselben oder ähnlichen Fragen, die uns alle beschäftigen. Auch lange nach der Diagnosestellung. Deswegen schrieb ich dieses Buch, um meine geballten Antworten für meine Leser zusammenzufassen – ein erster Wegweiser nach der Diagnosestellung der neurologischen Erkrankung Multiple Sklerose, abgekürzt MS. Außerdem bekommen "alte Hasen", die ebenso unvermittelt vor neuen Symptomen stehen, Antworten auf ihre Fragen. Denn auch ich stehe manchmal, nach einer weiteren Verschlechterung, vor einem Berg voller Fragen und eine Auffrischung schätze ich sehr.

Ein Gesicht unter vielen hinter der Diagnose Multiple Sklerose

Der Ratgeber richtet sich in erster Linie an Neubetroffene und Angehörige, an deren Familien und Freunde. An Menschen, die mehr über das Leben eines Betroffenen wissen möchten, unsere Gefühle und Handlungen verstehen wollen, die einmal hinter die Kulissen dieser unberechenbaren, doch teils schwer behandelbaren Krankheit blicken möchten. Neubetroffene, die zwar auch zu Fachbüchern und Prospekten greifen, aber in erster Linie die **Krankheit mit den 1000 Gesichtern von einer Betroffenen erklärt haben möchten.**

Der Umgang mit der Erkrankung lehrt die MS-Patienten eine Menge und fordert uns anderseits vielfach und kontinuierlich im Alltag, mit dem Partner und der Familie. Die MS verändert uns - es gibt viel zu berichten nach etlichen Jahren der MS-Karriere. Ich werde nichts beschönigen, doch wer mich oder meine Bücher kennt, der weiß, dass ich auch eine humorvolle Seite habe. Diese lasse ich in all meinen Sätzen einfließen. So kann ich am besten mit dieser Krankheit und ihren manch fiesen Anwandlungen leben und „überleben"! Und es gibt diesen Weg - jeder findet ihn! Nur Mut, ich habe es geschafft und Sie werden es ebenfalls schaffen! Versprochen. Alles braucht jedoch seine Zeit.

Nun wissen Sie bereits ein wenig von mir, über meine bereits erschienen Bücher, über das Thema MS und in erster Linie, dass ich selbst betroffen bin. Am Rande möchte ich noch erwähnen, dass ich Gruppenleiterin einer Selbsthilfegruppe der DMSG-Rheinland-Pfalz bin, regelmäßig auf meinem Blog „Frauenpower trotz MS" Artikel schreibe und Sie finden mich bei Instagram. Viele Möglichkeiten der Kontaktaufnahme und zum gemeinsamen Austausch.

Aus diesen Gründen werden Sie auch "meine" Geschichte kennenlernen. Ebenso werden Sie viele medizinische Aspekte und Fachwissen erfahren, sowie über das Krankheitsbild in vielen Facetten nachlesen können. Und damit werde ich beginnen. Sollte Ihnen das Fachliche zu trocken werden, dann überlesen Sie es und gehen zu Ihren persönlichen Interessensfragen. ☺

Das Leben geht weiter mit der Erkrankung MS - eben anders, nicht besser, nicht schlechter - einfach anders! Finden Sie es heraus. Es lohnt sich!

Dieses Buch soll in keinster Weise die Kontaktaufnahme zu mir ersetzen. Schreiben Sie mich gerne weiterhin jederzeit an. Auch persönliche Treffen ersetzen kein Buch. In den letzten Jahren lernte ich sehr viele Leser im In- und Ausland kennen. Daran möchte ich auch in Zukunft, solange ich noch einigermaßen mobil bin, nichts ändern!

Nun auf ins MS-Getümmel!
Ihre Caroline Régnard-Mayer

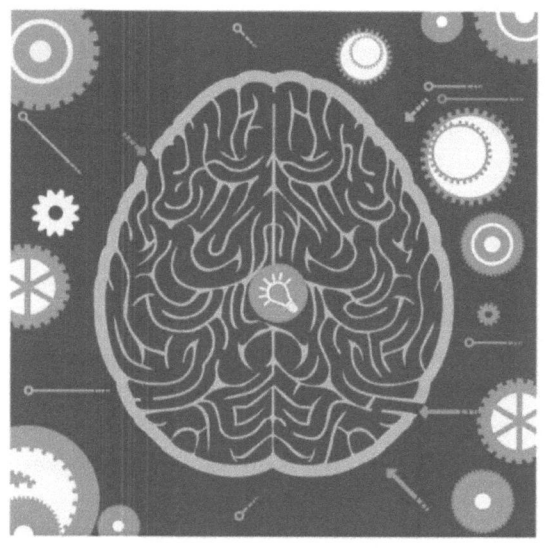

2. Was bedeutet Multiple Sklerose?

Abgekürzt wird sie mit zwei Buchstaben, MS, und stellt leider das Leben von heute auf morgen auf den Kopf. Die Multiple Sklerose hat auch eine lateinische Bezeichnung: Enzephalomyelitis disseminata.

MS ist eine neurologische Erkrankung, die das Zentralnervensystem (ZNS) betrifft. Dabei sind Gehirn und Rückenmark betroffen, die als Kommandozentrale für unseren Körper dient. Die MS ist eine chronisch entzündliche Erkrankung und sie ist leider bis heute unheilbar. Doch es gibt gute Behandlungsmöglichkeiten für auftretende Schübe und um die Fortschreitung (**Progression**) zu verlangsamen. Sie ist weder ansteckend, noch eine klassische Erbkrankheit. Heute weiß man, dass es eine genetische Prädisposition gibt – ist ein Elternteil an MS erkrankt, besteht ein sehr geringes Risiko selbst an dieser zu erkranken.

Krankheitsherde können im Gehirn, Rückenmark und in den Sehnerven vorkommen. Da diese Herde sich bei jedem Patienten mit anderen Symptomen äußert, wird die MS auch als Krankheit mit den 1000 Gesichtern bezeichnet.

Die Diagnose wird meistens zwischen dem 20. und dem 40. Lebensjahr gestellt; betroffen sind mehr Frauen als Männer. Wie bereits erwähnt erkranken mittlerweile auch Kinder und Jugendliche an der MS.

In unserem Körper haben wir eine **Blut-Hirn-Schranke**, die das Zentralnervensystem vom Blutgefäßsystem trennt. Sie dient dazu, dass keine schädlichen Stoffe z.B. Bakterien und Viren, in das ZNS eindringen können, denn diese können das Nervengewebe angreifen. Fieber und Infektionen können zwar die Blut-Hirn-Schranke kurzfristig geringfügig durchlässig machen, aber die Barriere-Störung bildet sich in der Regel zurück.

Die Multiple Sklerose zeigt sich als Entzündung verstreut über das Gehirn und das Rückenmark. Unser Gehirn sendet **Signale** über das Rückenmark zum Körper oder empfängt welche, beispielsweise wie man seine Tasse halten und zum Mund führen muss, oder wie man einen Fuß vor den anderen setzt. Diese Signale werden von sogenannten **Nervenfa-**

sern weitergeleitet, die mit einer Schutzhülle ummantelt sind, der sogen. **Myelinschicht.**

Dieser Übertragungsmechanismus ist sehr gut mit elektrischen Kabeln zu vergleichen, denn diese sind ebenso von einer Isolierschicht umgeben. Wird ein Stromkabel angeschnitten, kann kein Strom mehr durchfließen. So ist es auch mit der Myelinschicht in unserem Körper. Allerdings werden bei MS diese Störungen der Signalübertragung durch Entzündungsherde an der Ummantelung der Myelinschicht verursacht und Signale oder Befehle unvollständig übertragen. Es kommt zu diversen Symptomen, z.B. Blasenschwäche, Sehnerventzündungen, Koordinationsstörungen (man greift daneben oder das Bein knickt ein) und Missempfindungen des Körpers.

In den meisten Fällen verläuft die Erkrankung schubförmig. Nach etwa 10 bis 15 Jahren geht der Krankheitsverlauf der MS bei etwa 70 % der Betroffenen in einen chronischen Verlauf über. Etwa bei 5 bis 10 % beginnt er schleichend.

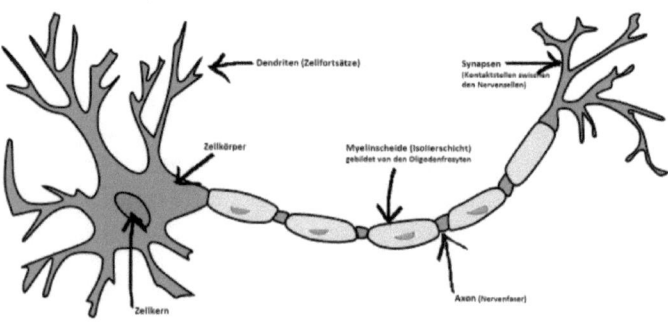

Foto: pixabay.com/neuron-296581_1280

3. Was ist ein Schub?

Ein **Schub** ist die Summe aus einem oder mehreren Entzündungsherden mit entsprechenden Ausfallserscheinungen. Das heißt, entwickeln sich neue oder erneute Krankheitszeichen über Stunden bis Tage, die mindestens 24 Stunden anhalten, spricht man von einem **Schub.** Es sind neue oder bereits schon frühere Herde, sogenannte **Plaques,** aktiv. Nachweisbar sind diese Herde mit einem MRT.

Die Behandlung eines MS-Schubes stützt sich in erster Linie auf die Gabe von **Kortison,** beziehungsweise künstlich hergestellter Kortison-Präparaten, sogenannten Kortikoiden. **Kortison** ist ein natürliches Hormon, das in der Nebennierenrinde unseres Körpers gebildet wird. Da es morgens vom Körper, besser gesagt der Nebennierenrinde, ausgeschüttet wird, sollten auch die medikamentös zugeführten Kortikoide morgens verabreicht werden, um die körpereigene Bildung des Kortisons nicht vollständig zu unterdrücken und die Nebenwirkungen soweit wie möglich zu minimieren. Meist werden heute hochdosierte, intravenös zugeführte Kortikoide in der **Akutbehandlung eines MS-Schubes** bevorzugt. Alternativ werden auch oral, mit Tabletten zugeführte Hochdosisbehandlungen angewandt.

Ich persönlich vertrage die intravenösen 3- bzw. 5-Tage Stoßtherapien mit täglich einem Gramm Kortikoiden besser als die oralen Hochdosisbehandlungen. Doch das muss jeder für sich selbst entscheiden. In manchen Kliniken wird mit anschließend niedrigeren Kortisongaben oral ausgeschlichen.

Die intravenöse Gabe erfolgt als Kurzinfusion über 60-120 Minuten und kann ambulant gut durchgeführt werden. Zum Schutz vor Magengeschwüren werden gleichzeitig entsprechende Medikamente verordnet. Ein Ausschleichen bei diesen Gaben ist meist nicht erforderlich.

Insgesamt verkürzt und mildert eine Akutbehandlung mit Kortikoiden die Schübe mit den entsprechenden Beschwerden und beschleunigt die Erholung. Der langfristige Krankheitsverlauf wird aber dadurch nicht beeinflusst. Hierfür stehen Medikamente für eine Langzeitbehandlung, Verzögerung der Progression und Reduzierung der Schubfrequenz zur Verfügung.

> Kortikoide führen nur zu einer Verkürzung und Abschwächung einzelner Schübe, nicht aber zu einer Beeinflussung des Krankheitsverlaufs!

Aus diesen Gründen sollte man bei jedem Schub überlegen, ob die Gabe von Kortikoiden und die damit verbundenen Nebenwirkungen gerechtfertigt sind.

Nach einem Schub kehren entweder die normalen körperlichen Funktionen zurück (*vollständige Remission*) oder das entzündete Nervengewebe vernarbt

(*sklerosiert*) und es kommt zur unvollständigen Rückbildung der Symptome (*Remission*). Vor allem nach
den ersten Schüben bilden sich die Beschwerden fast
immer vollständig zurück. Je länger eine schubförmige MS besteht, desto unwahrscheinlicher ist die
komplette Rückbildung der Symptome. Nicht so bei
dem primär chronisch progredienten Verlauf. Hier
gehen von Beginn an allmählich Beschwerden inein-
ander über ohne wesentliche Rückbildung. Es gibt
allenfalls einen vorübergehenden Stillstand, teils mit
zusätzlichen Schüben und es kommt zu einer zuneh-
menden Verschlechterung und Behinderung.

4. Wie verläuft die Krankheit?
(Verlaufsformen)

Unberechenbar, launisch und in ihrem eigenen
Rhythmus, das würde ich gerne antworten, wenn
mich jemand fragt. Ein gewisser Sarkasmus eignen
sich einige von uns im Verlauf der Erkrankung an,
um manche Situationen besser auszuhalten. Aber das
würde natürlich meine Leser nicht zufrieden stellen.
Man sollte sich genau überlegen, zumindest hand-
habe ich es so, was ich dem Betroffenen antworte.
Denn die Mehrzahl der Neudiagnostizierten befinden sich in einem seelischen Ausnahmezustand zu

Beginn der Erkrankung. Unfähig, klar zu denken, und die seelische Verfassung ist am Nullpunkt angelangt. Wie gut kann ich das nachvollziehen, da ich vor über achtzehn Jahren ebenfalls in dieser psychischen Verfassung war. Aber die gute Nachricht ist. Dieses Tief geht vorbei! Es dauert seine Zeit und muss im wahrsten Sinne des Wortes verdaut und verarbeitet werden. Erst nachdem man diese Phase durchlaufen hat, geht es stimmungsmäßig bergauf. Zumindest in den meisten Fällen. Leider gibt es auch MS-Betroffenen, die keinen repräsentative guten Verlauf haben und schnell Hilfsmittel benötigen. Es sind davon etwa 5-10% der MS-Patienten betroffen. Die einzelnen Krankheitsverläufe werde ich Ihnen nun genauer erklären.

Verlaufsformen

In der Mehrzahl der Krankheitsfällen verläuft die Erkrankung schubförmig (RRMS). Nach etwa 15 bis 20 Jahren geht der Krankheitsverlauf der MS bei etwa 50-70 % der Betroffenen in einen chronisch progredienten Verlauf (SPMS) über. Etwa bei 5 bis 10 % beginnt er schleichend, also primär progredient (PPMS).

Die Multiple Sklerose verläuft, wie bereits erwähnt, bei etwa 5 bis 10 % mit zu Beginn schneller Verschlechterung und führt somit zu schwereren Behinderungen. Sie beginnt schleichend, also primär progredient (PPMS). In den meisten Fällen verläuft jedoch die Erkrankung bei 80-90 % der Patienten schubförmig. Etwa 50-70 % (leider unterschiedliche Prozentangaben bei den einzelnen Webseiten) gehen nach 15-20 Jahren in den sekundär chronischen Verlauf über. Beim primär progredienten Verlauf beginnt die Krankheit schleichend und ohne Schübe, beziehungsweise man spricht von aufgesetzten Schüben. Keine leichte Verlaufsform. Sie stellt oft für den Betroffenen und seine Angehörigen eine große Belastung dar, denn hier ist der Krankheitsverlauf tatsächlich noch unvorhersehbarer und es gibt wenige Behandlungsmöglichkeiten und Therapien.

Es gibt drei Verlaufsformen:

Schubförmig remittierender Verlauf – **RRMS** (engl.: Relapsing Remitting MS)

Sekundär chronisch-progredienter Verlauf – **SPMS** (engl.: Secondary Progressive MS)

Primär chronisch-progredienter Verlauf – **PPMS** (engl.: Primary Progressive MS)

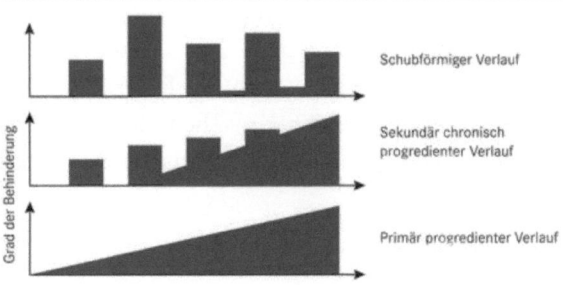

Ich lernte im Laufe der Jahre eine Menge Menschen mit schubförmigem Verlauf kennen, die kaum etwas von der Krankheit mitbekommen oder Schübe haben. Sie haben mit einer Basistherapie, z.B. einem Interferon, begonnen und sind seit Jahren oder über Jahrzehnte stabil. Andere, wie ich, entwickelten einen hochaktiven schubförmigen Verlauf und entschieden sich dann zur Eskalationstherapie. In meinem Fall wurde ich drei Jahre mit Natalizumab behandelt. In dieser Zeit reduzierte sich die Schubaktivität drastisch, doch nach dem Absetzen, da der Verdacht einer PML (progressive multifokale Leukenzephalopathie - siehe Kapitel 15) gegeben war, entwickelte sich meine MS zu einem sekundär chronisch progredienten Verlauf. Ich habe es aber bis heute nie bereut, mich für diese Therapiemedikation entschieden zu haben.

5. Was sind entzündliche Herde?

In der weißen Substanz von Gehirn und Rückenmark findet man bei der MS typische Veränderungen, die man **Herde oder Plaques** nennt. Diese entstehen durch Entzündungen, die das Nervengewebe* und die Myelinschicht (auch Myelinscheide genannt, die bestimmte Nerven umgeben) angreift. Diesen Prozess nennt man **Demyelinisierung** (Entmarkung einzelner Nervenfasern). Dadurch werden die Signale oder Befehle unvollständig übertragen. Es kommt zu diversen Symptomen (Anzeichen einer Erkrankung).

Wer tiefer in diese Prozesse eintauchen möchte, findet im Folgenden weitere detaillierte Erklärungen: Das Myelin um die Nervenfasern wird bei der MS als "körperfremd" gesehen und das führt zu Entzündungen im ZNS. Man bezeichnet diese Krankheit als **Autoimmunerkrankung**, da sich das Immunsystem gegen körpereigene Zellen oder Gewebe richtet. Im Fall der Multiplen Sklerose, gegen das Nervengewebe.

Die verantwortlichen Zellen sind die sogenannten T-Lymphozyten (T-Zellen), die nicht nur auf körperfremdes, sondern auch auf körpereigenes Gewebe reagieren. Sie verhindern, dass die für die Entzündung verantwortlichen Zellen ins Gehirn eindringen. Daneben gibt es noch die B-Lymphozyten, die die gleiche Funktion haben und die T-Zellen aktivieren. Sie setzten ebenso entzündungsfördernde Botenstoffe frei und bilden sogenannte Autoantikörper gegen die Myelinscheide der Nervenfasern. Normalerweise unterliegen solche T- und B-Zellen im Körper einer Kontrolle durch bestimmte Mechanismen, die eine Selbstzerstörung des Gewebes verhindern.

Durch die Fehlregulierung der T-Zellen werden außerdem sogenannte Zytokine (= Botenstoffe, gebildet bei der Reaktion des Immunsystems), die freigesetzt, die ebenfalls entzündungsfördernd sind. Alle drei Zellen und Botenstoffe aktivieren einen Entzündungsprozess, in dessen Verlauf sich die Blut-Hirn-Schranke öffnet und sich damit eine vollständige Entzündungsreaktion entwickelt.

Die modernen Therapien setzten auf Varianten der Abläufe der T-, B-Zellen und Zytokine bei der Autoimmunerkrankung MS an bzw. eröffnen neue Therapieansätze.

---

*Was ist das Nervengewebe?

Es setzt sich zusammen aus Nervenzellen (Neuronen) und Stützzellen (Gliazellen). Das Nervengewebe transportiert Informationen in Form von elektrischen Reizen und Impulse. (Foto: S. 17)

(Quelle:dmsg.de/multiple-sklerose-infos/was-ist-ms/das-immunsys-tem/ 14.08.2017)

6. Wie häufig und geografisch tritt die MS auf? Wer ist betroffen?

In Deutschland leben etwa mehr als 252.000 Menschen mit dieser Erkrankung; weltweit circa 2,8 Millionen Menschen. Die Häufigkeit der MS steigt mit der geografischen Entfernung vom Äquator; sie ist demzufolge unterschiedlich auf die Erde verteilt. Am höchsten ist die Erkrankungsrate beispielsweise in Mittel- und Nordeuropa, Norden der USA, Kanada und weiteren Ländern.

Die Diagnose wird meistens zwischen dem 20. und 40. Lebensjahr manifestiert; doppelt so häufig bei Frauen als Männer.

Es gibt erschreckenderweise in den letzten Jahren außerdem sehr viele Kinder und Jugendliche, die an der MS erkranken. Nach dem 60. Lebensjahr beginnt die Erkrankung seltener. Ein Grund dafür sind sogenannte Alterserkrankungen, die eine Multiple Sklerose kaschieren. Bei vielen älteren Menschen nimmt naturgemäß die Kraft, die Ausdauer und eine Zunahme einer Behinderung im Alltag zu. Bei jüngeren Personen lässt eine Fußheberschwäche zeitnaher den Verdacht einer MS vermuten.

7. Wie wird die MS verursacht?

Immer noch sind die Ursachen nicht geklärt. Man vermutet **mehrere Faktoren** und forscht in viele Richtungen.

Die MS ist nicht ansteckend. Direkt vererbbar ist die Erkrankung ebenfalls nicht, aber es wird eine Prädisposition vermutet. Das heißt, dass Erbfaktoren die Entstehung begünstigen können. Wenn ein Elternteil an MS erkrankt ist, dann ist die Wahrscheinlichkeit gegenüber Nicht-Erkrankten sehr geringfügig höher, dass die Kinder erkranken.

In meiner Selbsthilfegruppe sind leider zwei MS-Mitglieder, deren Kinder ebenso an der MS erkrankt sind. Es kann natürlich Zufall sein, dass es bei circa 20 Mitgliedern zwei Fälle gibt. Ich persönlich habe bei meinen Kindern und aus vielen Gesprächen mit Mitbetroffenen erfahren, dass man bei schweren Krankheiten oder körperlichen Veränderungen/Beschwerden der eigenen Kinder sofort hellhörig wird und hinterfragt. Haben meine Kinder auch MS? Beim leisesten ähnlichen Symptom, das man selbst hat, vermutet man schnell dieselbe Krankheit. Hier hilft nur, die Ruhe zu bewahren und einen Facharzt zu konsultieren. Ich weiß, leichter gesagt als getan. Aber auch in diesem Fall haben sich die Verdachtsmomente bei meinem Sohn als nichtig herausgestellt.

Die Forschung ist auf dem Gebiet der Vererbung sehr rege. Ebenso werden die Einflüsse von Umweltfaktoren, Infektionen im Kindesalter, der Eppstein-Barr-Virus, Vitamin D-Mangel und die Ernährung intensiv in Studien untersucht und unter Wissenschaftlern diskutiert. In alle Richtungen werden die Fühler ausgestreckt und irgendwann wird auch die Multiple Sklerose heilbar sein. Davon bin ich überzeugt; ob ich es noch miterleben werde, sei dahingestellt. Profitieren werde ich aufgrund meines Alters und meinen chronischen Verlauf nicht mehr, eventuell nur in der Symptombehandlung, was trotzdem Pluspunkte für mich bedeutet. Das Leben ist ebenso, ein Kreislauf, und wir können bzw. sollten Altem nicht nachtrauern. Der Blick nach vorne ist sehr wichtig, was ich schmerzlich lernen musste. Es ist gut so, wie es jetzt ist. Nicht besser, nicht schlechter. Eine gewisse Gelassenheit sollte sich jeder mit einer chronischen Erkrankung zulegen. Sonst sind der Verstand und die Gefühle festgefahren und Neues wird blockiert, nicht zugelassen. Das war ein kleiner Blick hinter das Gesicht der Diagnose.

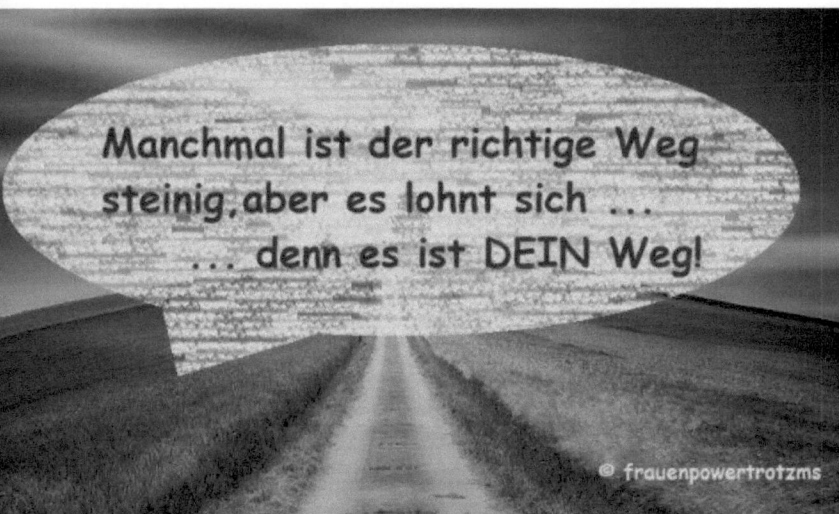

8. Was kann einen Schub auslösen?

Auf vielen Portalen und in Fachliteraturen liest man, dass körperliche und seelische Belastungen sehr oft der Auslöser eines Schubes sind. Rückblickend auf mein Leben, kann ich diese Gründe bejahen. Einige Beispiele möchte ich gerne beschreiben, da viele meine Biografie nicht kennen und das Gesicht hinter der Diagnose verstehen wollen. Nachdem uns mein Mann 2003 verlassen hat, wurde Monate später meine Diagnose gestellt. Die Geburt meiner Tochter 1995 löste erste Sensibilitäts- und Taubheitsgefühle in meinen Armen und Beinen aus. Sie bildeten (remittierten) sich zurück, wie so oft zu Beginn einer Multiplen Sklerose. Während der extremen Belastung, als meine kleine Tochter nach der Geburt bis zu ihrem zweiten Lebensjahr schwer erkrankte und wir beide mehr Zeit in Kliniken und bei Ärzten verbrachten als anderswo, hatte ich immer wieder Anzeichen einer MS. Ebenso nach der Geburt meines Sohnes 1999, der eine ähnliche Erkrankung wie seine Schwester hatte, prägten aufflackernde Symptome meine Tage und Wochen. Dann, nach dem Super Gau mit dem Beenden meiner Ehe, dem finanziellen Verlust und den Betrügereien meines heute verstorbenen Exmanns, erhielt ich 2004 die Diagnose Multiple Sklerose. Glücklicherweise blieben mir meine Kinder. Alles andere hatte ich verloren und die MS marschierte los. Unaufhaltsam und unerschütterlich, mit geballter Kraft - ein Schub nach dem anderen folgten. Die seelischen und oft körperlichen Belastungen waren immens. Erst als die Gegebenheiten endlich nach Jahren in ruhigeren Fahrwassern liefen, beruhigte sich meine Erkrankung, wobei sie dann in den sekundär chronischen Verlauf überging. Was mir heute manche Überraschung durch einen plötzlichen Schub erspart. Chronisch und progredient bedeutet zwar, dass die Behinderung langsam oder schneller voranschreiten kann, aber da ich mittlerweile nach 21 Kortisostoßtherapien kein Korstison mehr vertrage, musste ich mir eine gewisse Gelassenheit und Akzeptanz aneignen.

9. Oft die ersten Symptome der MS

Nicht umsonst nennt man die Multiple Sklerose die Krankheit mit den 1000 Gesichtern - kein typischer gleicher Verlauf bei Betroffenen, keine deckungsgleiche typischen Symptome! Die MS ist einfach eine hochgradige komplexe Erkrankung und verläuft individuell. Sie kann über viele Jahre ohne nennenswerte Behinderungen verlaufen, aber auch in kürzester Zeit zu starken Einschränkungen führen. Wichtig noch zu erwähnen, dass gehäuft Anzeichen vor der Diagnosestellung zeigen, die eine MS vermuten lassen. Bitte gehen Sie zu einem Facharzt, wenn Ihr Hausarzt die

Ursache für Ihre Beschwerden nicht findet und sie neurologische Gesundheitsprobleme haben.

Ausführlich auf die Symptome bin ich in meinem Ratgeber "Wir haben MS und keiner sieht es! - unsichtbare Symptome bei Multipler Sklerose" eingegangen. Hier gehe ich nur auf mögliche Frühsymptome ein, denn ich kann unmöglich in diesem Buch einfach das erste reinkopieren. Es wäre unfair meiner großen Leserschaft gegenüber, die es seit 2015 gekauft haben. (Neuauflage im Sommer 2023 im Kampenwandverlag)

Sensibilitätsstörungen in Armen und Beinen, auch **Taubheitsgefühle** oder ein Kribbeln, das immer wieder über mehrere Tage auftritt, kann der Beginn einer MS sein. Jedem Menschen schlafen mal die Füße oder eine Hand ein. Aber wenn diese Anzeichen länger anhalten, konsultieren Sie einen Arzt. Auf jeden Fall bei mehrmaligem wiederkehrendem Auftreten über Wochen oder Monate.

Ebenso kommen **Sehstörungen** gehäuft zu Beginn dieser Erkrankung vor, die auf eine Sehnervenentzündung zurückzuführen sind. Angeraten ist ein Termim bei einem Augenarzt und/oder Neurologen. Warten Sie nicht zu lange. Eine Sehnerventzündung sollte sofort behandelt werden, um bleibende Schäden am Nerv zu verhindern.

Weitere erste Anzeichen können **Gleichgewichts- und Koordinationsprobleme** sein, auch kraftloses Laufen oder Muskelsteifigkeit, man ermüdet schnell.

Die **Fatigue**, die bei circa 70% der MS-Betroffenen als Symptom vorherrschend ist, kann bei vielen oft sogar als einziges Symptom nach der Diagnose das Leben sehr erschweren. Wer nimmt dich bei diesem Symptom noch ernst? Nicht sichtbar nach außen und die chronische Erschöpfung und Müdigkeit als Dauerzustand. Bei Ärzten schnell als Simulant abgestempelt und nach dem Feststellen der Erkrankung in der Familie und im Umfeld. All das habe ich selbst

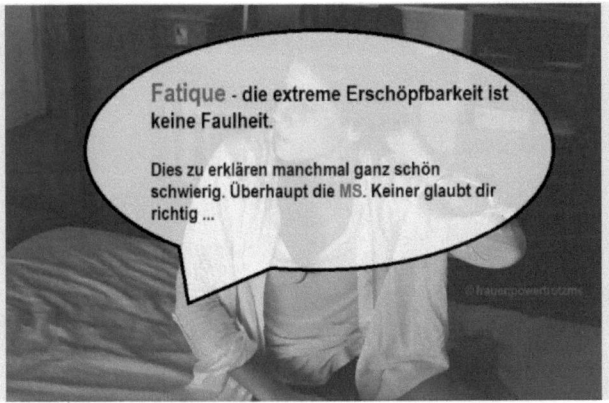

Lassen Sie sich auf keinem Fall beirren. Jedes noch so kleine Anzeichen oder jede körperliche Veränderung sollten Sie ernst nehmen. Notfalls wechseln Sie den Neurologen oder anderen Facharzt. Ich selbst habe von 1995 bis 2003 nach Ursachen für meine Erstsymptome gesucht und mehrere Ärzte, auch mein Frauenarzt, aufgesucht. Der dritte Neurologe hat mir dann geglaubt, wobei er bereits 1998 von einer Entzündung im Rückenmark sprach, doch seine Erklärungen verstand ich damals nicht. Vielleicht wollte ich es auch nicht wissen, da ich zwei kleine kranke Kinder hatte. Anschließend holte ich mir bei einem weiteren Arzt eine Zweitmeinung, um dann wieder zum ersten zurückzufinden. Er war bis vor sieben Jahren bis zu seiner Pension mein behandelnder Neurologe.

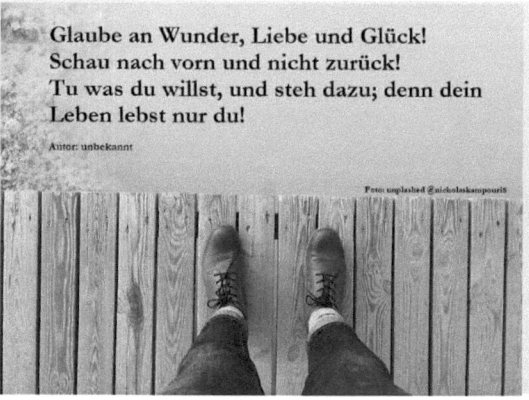

10. Wie wird MS diagnostiziert?

Bevor ich die Diagnose bekam, vergingen Jahre. Keiner nahm mich ernst, man schob es auf die familiäre Situation. Dadurch fanden die Ärzte mehr als einmal einen Grund, um mich schnell abzufertigen. Antidepressiva und Schlaftabletten sind schnell verschrieben, doch sie kannten nicht meine Sturheit, denn ich wollte unbedingt wissen, was mit mir los war. So einfach mal Tage nichts in den Beinen zu spüren oder ein Ameisenlaufen, dann die Sensibilitätsstörungen oder die abnorme Müdigkeit, das verschwommene Sehen, all das ließ mir keine Ruhe. Man spürt selbst doch am besten, wenn im Körper etwas nicht stimmt. Und ich bin mitnichten ein Hypochonder. Meine Gedanken konzentrierten sich hauptsächlich auf meine kleine Tochter. Doch zwischenzeitlich musste ich auch an meine Gesundheit denken, ob ich wollte oder nicht, denn die Pflege eines Kindes verlangt einem alles ab und ich wusste ja nicht, ob die kleine Maus wieder gesund wird. Dass dann mein Sohn auch noch erkrankte, machte die Diagnosestellung nicht leichter. Doch heute bin ich sehr froh, dass ich zum damaligen Zeitpunkt noch nichts von meiner Multiplen Sklerose wusste.

> **Die initiale Diagnostik läuft bei allen Patienten gleich ab:** Anamnese, klinisch-neurologische Untersuchung, Liquoruntersuchung, MRT, Ausschluss anderer Erkrankungen.

10.1. Anamnese und körperliche Untersuchungen

Der Idealfall wäre, wenn Sie sofort einen Neurologen Ihres Vertrauens finden, auch wenn der Hausarzt oft die erste Anlaufstelle ist. Die meisten überweisen einen nach ersten körperlichen Untersuchungen, eventuell auch eine Blutabnahme, zu einem Spezialisten.

Im Erstgespräch bei einem Neurologen wird genau die Vorgeschichte festgehalten, das nennt man **Anamnese.** Sie werden nach Ihren aktuellen Beschwerden befragt und welche Symptome Sie in der Vergangenheit hatten. Berichten Sie alles, auch in Ihren Augen eventuell harmlose Beschwerden oder Situationen, die Ihnen suspekt erschienen, bei denen Sie körperliche Ausfälle oder Abnormalitäten erkannten. Die körperlichen Störungen und die Umstände, die dazu führten, sind für den Arzt und zur Diagnosestellung von Bedeutung. Denn noch ahnt niemand, ob Sie an MS erkannt sind oder eine andere Erkrankung vorliegt. Es gibt eine Reihe an neurologischen Krankheiten, die der Multiplen Sklerose ähneln.

Nach der Anamnese erfolgt eine **klinisch-neurologische körperliche Untersuchung.** Es werden verschiedene Körperfunktionen und, bei Verdacht auf eine neurologische Erkrankung, die Nervenbahnen (VIP, SEP, AEP, MEP) gemessen.

Eventuell müssen Sie ergänzend zum Augen- und/oder HNO-Arzt. Der Neurologe überprüft mit einem Wattebausch, was Sie beim Streichen über ihre Haut spüren beziehungsweise *ob sich etwas pelzig oder taub anfühlt.* Ebenso wird er mit einem spitzen Gegenstand über Ihre Beine und Arme streichen. Diese Untersuchungen sind harmlos und schmerzen nicht. Sie dienen aber zur Kontrolle der schmerzleitenden Nervenbahnen. Die *Muskelkraft* wird festgestellt, indem sie mit ihren Armen gegen die Arme des Arztes Ihres Vertrauens drücken – oder er mit seiner Hand ihre zieht, um den Widerstand zu prüfen. Analog untersucht er die Beine. Dabei müssen Sie im Liegen die Beine heben, gleichzeitig und einzeln. Und er übt Kraft aus, damit Sie die Beine gegen seine Hand drücken können.

Koordinationsstörungen werden im Stehen überprüft. Sie müssen die Augen schließen und den Zeigefinger mit gestrecktem Finger von der Schulter bis zur Nase führen. Es ist der sogenannte *Finger-Nase-Versuch.* Störungen in der Augenmuskulatur werden ebenfalls damit untersucht. Die Funktion wird zusätzlich mit Stirnrunzeln, Zähne zeigen und Augenschließen getestet. Sie müssen ebenfalls mit geschlossenen Augen über ein imaginäres Seil laufen, den sogenannten *Seiltänzergang.* Noch kurz nach der Diagnose konnte ich beide Untersuchungen ohne Probleme durchführen, dann irgendwann schwankte ich wie ein Seemann. Heute verfehle ich meine Nase. Ich mag diese Tests nicht, denn sie zeigen meine Verschlechterung. Nach vielen Jahren und etliches Wiederholen nerven sie mich einfach nur. Aber es muss sein, sowohl zur Überprüfung des Krankheitsverlauf als auch zur Diagnosestellung.

Der Reflexhammer kommt ebenfalls zum Einsatz. Damit werden die *Sehnenreflexe* an den Knien, Füßen und Ellbogen überprüft, die die Steuerung der Muskeltätigkeit zulassen. Häufig haben MS-Patienten lebhafte Reflexe. Dazu gehört der *Babinski-Reflex*. Er wird überprüft, wenn der Arzt Ihre Fußsohle seitlich und von unten bestreicht und sich der große Zeh bei gespreizten Zehen nach oben bewegt.

Bei *Blasenstörungen* wird der Neurologe den Urologen hinzuziehen, denn diese Störungen sind zu Beginn und während des gesamten Verlaufs der Multiplen Sklerose keine Seltenheit. Leider betrifft es im Verlaufe der Krankheit circa 70 % der Patienten. Nach meiner Diagnose schloss ich ein Blasenabo ab, da ich das Kleingeschriebene nicht gelesen habe. Spaß beiseite. Es gibt gute Medikamente gegen Blasenstörungen. (S. 100)

10.2. EDDS-Skala

Nach den körperlichen Untersuchungen kann der Neurologe seinen Befund mit Hilfe einer Skala einordnen. Es handelt sich um die **EDDS-Skala (Expanded Disability Status Scale)** nach John Kurtzke (Neurologe, 1983). Eine Bewertungsskala für die Erkrankung Multiple Sklerose, mit der die Behinderung eines MS-Patienten erfasst werden kann.

Die Skala geht von 0,0-10,0 in halben Schritten und erfasst nur die funktionellen (motorischen) Störungen, jedoch keine Symptome wie beispielsweise die Fatigue oder kognitive Störungen.

Weitere Informationen finden Sie hier: http://www.ms-docblog.de/multiple-sklerose/die-edss-skala/ (22.07.2017)

10.3. MRT

Nachdem nun die Anamnese und die körperlichen Untersuchungen von Ihrem Neurologen durchgeführt wurden und sich Auffälligkeiten zeigten, ist der nächste Schritt zur weiteren Abklärung einer Multiplen Sklerose die Kernspintomografie, das **MRT (Magnetresonanztomografie)**. Auch um andere neurologische Erkrankungen auszuschließen.

Denn nur die Puzzleteile aus Anamnese, körperlich neurologische Untersuchungen, MRT und Liquoruntersuchung (darauf komme ich noch im nächsten Absatz) sichern eine Diagnose.

Bei einem MRT ist der Patient keinen Röntgenstrahlen ausgesetzt, da durch ein Magnetfeld das Gewebe dargestellt wird. Im Verlauf einer Erkrankung werden von Zeit zu Zeit immer wieder MRT-Untersuchungen angeordnet, um die Krankheitsaktivität und den Verlauf zu dokumentieren oder aktive Herde (Läsionen) festzustellen. Laut neusten Richtlinien (2022) wird einmal im Jahr ein Schädel-

MRT empfohlen. Durch ein Kontrastmittel, welches während der MRT-Aufnahme über die Vene gespritzt wird, können aktive entzündliche Herde erkannt werden. Das Feststellen von Plaques (neue aktive Herde) können somit auf einen Schub hindeuten oder auf neue aktive Herde, die auch ohne Beschwerden ablaufen können. Die MS schläft nie, auch wenn Schübe dies nicht signalisieren und der Patient keine Beschwerden hat. Diese Situation trifft vor allem auf den sekundär und primär chronischen Verlauf hin. Es kommt zu einer weiteren Verschlechterung oder Behinderung. Der Patient hatte keinen Schub. Auch zeigt in diesen Fällen ein MRT keine weiteren Herde, doch bestehende können aktiv werden und zu weiteren Schädigungen an den Nervenbahnen führen.

Eine letzte Anmerkung zur Untersuchung mit einem Kernspintomografen. Ich selbst leide unter einer Klaustrophobie, Platzangst. Ohne Beruhigungsmittel bekommen mich "keine zehn Pferde" in solch eine Röhre. Sprechen Sie das Personal darauf an, sofern Sie ebenso darunter leiden. Ein Klingelknopf, den man während der Aufnahme in der Hand hält, den man im Notfall betätigen kann, beruhigt mich keinesfalls. Ich muss sediert werden oder eine Beruhigungstablette nehmen. Die sehr lauten, klopfenden Geräusche, die durch einen Kopfhörer gedämpft werden, bekomme ich durch die Beruhigungsmittel nicht mehr mit.

10.4. Liquoruntersuchung

Zur weiteren Abklärung einer MS (in diesem Stadium wird die Diagnose spätestens jetzt als "Verdacht" geführt) steht eine Lumbalpunktion zur Gewinnung von Liquor an. Der Liquor, das Nervenwasser, umspült und schützt die Nervenkanäle des Rückenmarks und des Gehirns. Bei der Untersuchung wird ein Arzt beim Patienten, der sich sitzend nach vorne beugt, mit einer Hohlnadel zwischen dem 3. und 4. oder 4. und 5. Lendenwirbel stechen und die Nadel bis zum Liquorraum vorschieben. Damit entnimmt er eine kleine Menge Liquor. Die Prozedur ist etwas unangenehm, tut aber nicht weh und ein erfahrener Arzt führt die Abnahme schnell durch. Nach dieser Untersuchung sollen Sie viel trinken, am besten bis zu zwei Liter Wasser, und circa zwölf Stunden liegen. Durch den Unterdruck, der bei der Liquorentnahme entsteht, und die anschließende tagelange Nachproduktion von Nervenwasser kommt es in den meisten Fällen zu leichten bis stärkere Kopfschmerzen. Doch ich habe auch Patienten gesprochen, die diese Symptome nicht hatten. Ich selbst hatte rasende Kopfschmerzen, zurück zu führen wegen meiner bestehenden Migränevorgeschichte.

Im Liquor werden in einem Labor verschiedene Nachweise erbracht. Bei den meisten MS-Patienten (ca. 90-98 %) ist die Konzentration sogenannter Immunglobuline (Eiweißkörper als Träger der Immunität) erhöht. Nach dem ersten Schub sind die Bande oft zu gering zum Nachweisen. Diese Immunglobuline lagern sich zusammen und werden als oligoklonale Bande bezeichnet. Sie bilden sich selbst während der Autoimmunreaktion im Zentralnervensystem (ZNS).

Liquoruntersuchungen sind wichtig, um den Wert der Immunglobuline (es gibt verschiedene Untergruppen des Immunglobulins, am wichtigsten ist das IgG bei der Diagnosesicherung) und somit auch die oligoklonalen Banden zu bestimmen. Auch wenn das IgG bei manchen Patienten nicht erhöht ist (keine Produktionsaktivität), werden fast immer oligoklonale Banden gefunden. Ebenso werden die Anzahl der Lymphozyten (das sind myelinreaktive T-Zellen, die sich gegen die Myelinscheiden richten) und Plasmazellen (entstehen bei einer Immunreaktion) ausgetestet. Der Eiweißgehalt im Liquor ist/kann erhöht sein und weist auf eine leichte Störung der Blut-Hirn-Schranke hin. Unter anderem werden virusspezifische Antikörper gegen Masern, Röteln und Zoster (Gürtelrose) getestet. Die Ergebnisse werden als Zeichen einer Mitreaktion, die die entsprechenden Antikörper produzierenden Abwehrzellen, meistens mit untersucht.

Lassen Sie sich von Ihrem Neurologen oder Hausarzt die Ergebnisse erklären. Haben Sie keine Scheu, auch nach einiger Zeit erneut danach zu fragen.

Allerdings kenne ich auch viele Mitbetroffene, denen es "egal" ist, welche Laborwerte im Einzelnen bedeuten. Ich verstehe sie. Zuerst müssen nämlich die meisten Erkrankten mit der Diagnosefeststellung fertig werden und manchmal wünsche ich mir, nicht so viel als MTA davon zu verstehen.

Es gibt Ausnahmen für eine zweite spätere Lumbalpunktion, wenn durch das Fehlen der oligoklonalen Bande die MS-Diagnose mit anderen Untersuchungen (wie in den vorhergehenden Kapiteln beschrieben) nicht gesichert werden konnte. Aber das kommt sehr selten vor. Würde man bei einem Patienten im späteren Stadium der Erkrankung die Bande untersuchen, wären sie bei etwa 25 % negativ, weil die MS nicht mehr aktiv ist. Das aber nur am Rande.

10.5. EEG

Die älteste Methode und zur Diagnostik gehörend, um die *elektrische Aktivität im Gehirn zu messen*, ist das sogenannte **Elektroenzephalogramm**, kurz EEG genannt. Es zeigt jedoch für die MS-Diagnostik nur uncharakteristische, allgemeine Veränderungen auf und dient zur Erfassung für Funktionsstörungen, die Plaques (Herde) in Nervenbahnen hinterlassen. Entzündungen werden damit nicht nachgewiesen. Eine genaue Abgrenzung zu anderen neurologischen Erkrankungen ist nicht möglich.

10.6. Evozierte Potenziale

Mit diesen Untersuchungen werden die Nervenbahnen (VIP, SEP, AEP, MEP) gemessen. *Durch einen gesetzten Reiz wird die Leitgeschwindigkeit von Impulsen, also von ableitenden evozierten Hirnpotenzialen, gemessen.* Diese Messungen dienen auch zur Verlaufskontrolle einer MS und werden nach der Diagnose und im weiteren Krankheitsverlauf noch öfters durchgeführt. Alle Messungen finden im Liegen oder Sitzen statt.

VEP = visuell evozierte Potenziale

Die *verzögerte Leitfähigkeit in einem erkrankten Sehnerv* wird hier nachgewiesen. Es wird eine Elektrode auf der Kopfhaut über dem Sehzentrum des Gehirns angebracht. Jedes Auge wird getrennt voneinander untersucht. Dazu wird jeweils ein Auge mit einer Augenklappe abgedeckt. Die Untersuchung wird mit Hilfe eines Schachbrettmusters, das der Patient auf einem Bildschirm sieht, durchgeführt. In der Mitte zeigt es ein Miniquadrat. Der Erkrankte blickt während der Untersuchung auf dieses Quadrat und im Hintergrund verändert sich ständig das Schachbrettmuster. Hiermit misst man die *Impulse durch einen optischen Reiz entlang des Sehnervs*, die sich vom Auge zum Gehirn bewegen. Ein positiver Befund sagt aus, dass der Impuls später oder verändert im Sehzentrum ankommt.

SEP = sensibel evozierte Potenziale

Hiermit wird die *Zeit zwischen der Reizung eines Endnervs an Armen und/oder Beinen und der Ableitung der Impulse mit einer Elektrode gemessen.* Diese wird am Scheitel des Kopfes angebracht. Die Impulse werden mit geringem Strom an Knöchel oder Handgelenk gesendet. Die Elektrode leitet die Impulse ab und erfasst die Nervenleitung in den Nervenbahnen, die für die *Empfindungsfähigkeit* zuständig ist. Viele Patienten zeigen hier im Laufe ihrer Erkrankung pathologische Befunde: nach einem Erstschub circa 20 %. Ich kenne die Methode mit und ohne Nadeln als Elektroden und was angenehmer ist, brauche ich nicht zu betonen.

AEP = akustisch evozierte Potenziale

Es wird die *Zeit gemessen, die zwischen dem akustischen Reiz und der Ableitung der Impulse von einer Elektrode vergeht.* Diese wird über der Schläfenregion angebracht. Es werden Herde (Plaques) im Hirnstamm nachgewiesen. Angeblich ist diese Untersuchung nicht so genau wie beispielsweise das VEP. Trotz mehrerer Verdachte bei mir auf aktive Herde im Hirnstamm, zeigte das AEP nie positive Befunde.

Das AEP *deckt entzündliche Veränderungen des Hörnervs auf.* Bei der Messung wird das eine Ohr mit einem Klicklaut und das andere Ohr einem Rauschton ausgesetzt. Dann umgekehrt. Die Elektroden werden an der Kopfhaut über der Hörbahn und dem Hörzentrum angebracht und darüber werden die Impulse abgeleitet. Das zeitliche Eintreffen der Nervenimpulse und das Bild der abgeleiteten Kurven werden dann ausgewertet.

MEP = motorisch evozierte Potentiale

Mit dieser Messung werden *die motorischen Nervenbahnen, sprich die Funktion motorischer Nervenbahnen, von der Hirnrinde bis zur Muskulatur vermessen.*
Elektroden werden am Hand- und Fußgelenk angebracht. Der Nervenimpuls wird elektromagnetisch durch eine Spule, die am Kopf oder im Bereich der Hals- oder Lendenwirbelsäule befestigt ist, abgeleitet. Es fühlt sich an wie ein kleiner Stromschlag, der zwar unangenehm ist, aber die Nadeln der Elektroden finde ich persönlich "fieser". Es wird mehrmals stimuliert und die Zeit gemessen, die eine ausgelöste Bewegung in Form einer raschen Zuckung auslöst.
Mit dieser Messung werden *Störungen des zentral motorischen Systems im Rückenmark und Gehirn untersucht,* das heißt die Leitfähigkeit der für die Bewegungen zuständigen Nervenbahnen des Zentralnervensystems, Störungen im Gehirn oder im Rückenmark.

11. Sicherung der Diagnose

Eine Diagnosestellung richtet sich nach den sogenannten **"McDonald-Kriterien"**. Alle hier beschriebenen Untersuchungen werden zur Sicherung einer

MS-Diagnose als Gesamtheit herangezogen und dabei ziehen die Ärzte diese McDonald-Kriterien heran:

Die Diagnose Multiple Sklerose gilt demnach als gesichert, wenn die ärztliche Untersuchung eine räumliche und zeitliche Verteilung der Krankheitszeichen und Symptome ergibt. Dies kann unter anderem erfüllt sein, wenn sich ein zweiter Erkrankungsschub im Abstand von mindestens einem Monat ereignet und/oder sich in einer Kontroll-MRT-Untersuchung des Gehirns im Vergleich zur Voraufnahme ein oder mehrere neue sogenannte Herde zeigen.

Im Einzelfall kann die Diagnose MS jedoch auch nach dem ersten Erkrankungsschub gestellt werden – wenn sich in der MRT-Untersuchung Zeichen von mehreren frischen und älteren Herden zeigen. Zusätzlich existieren weitere Konstellationen, bei denen der Arzt die Diagnose MS stellen kann.

Manchmal sind die Untersuchungsergebnisse zunächst mehrdeutig oder nicht alle Diagnosekriterien erfüllt. Dann kann sich die Sicherung der Diagnose hinziehen. Keinesfalls dürfen andere Krankheiten als mögliche Ursache der Symptome übersehen werden. Ergänzende Untersuchungen sind deshalb wichtig. So sollte beispielsweise ein Augenarzt das Auge und die Sehfunktion prüfen, falls der Verdacht auf eine Entzündung des Sehnervs besteht. Lassen sich die Symptome durch eine andere Erkrankung besser erklären, spricht das gegen die Diagnose MS. Ein Facharzt ist Ihr erster Ansprechpartner und meine Ausführungen helfen Ihnen die Untersuchungen im Allgemeinen besser zu verstehen.

Hinnehmen, was man nicht ändern kann

und ändern,

was man nicht hinnehmen will.

Foto: unplashed @ herosordinaires

12. Was sind neuropathische Schmerzen?

Dieses Kapitel ist mir sehr wichtig, nicht nur wegen meiner eigenen Erfahrungen und meines Betroffenseins mit diesen Schmerzen, sondern weil ca. 80 % der MS-Patienten am häufigsten unter den neuropathischen Schmerzen leiden.

Neuropathische Schmerzen entstehen durch Schädigungen des Nervensystems. In diesem Fall ist das Nervensystem der

Schmerzverursacher, anders bei anderen zustande-kommenden Schmerzen, bei denen die Nervenbahnen die Schmerzreize übermitteln. Bei den neuropathischen Schmerzen bleibt oft die Nervenschädigung der Nervenfasern im Rückenmark bestehen und hier sollte man handeln, bevor sie die Lebensqualität beeinträchtigen. Auslöser für einen neuropathischen Schmerz können Medikamente, Autoimmunerkrankungen wie die MS, Vergiftungen und Reize sein.

Aus diesem Grunde helfen hier die schmerzüblichen Medikamente nicht zur Therapieanwendung wie z.B. Ibuprofen oder Paracetamol. Die Symptome dieses Schmerzes treten bei der Multiplen Sklerose unteranderem als Trigeminusneuralgie, ein attackenartiger Gesichtsschmerz auf. Häufig besteht der Schmerz auch in den Beinen. Der Erkrankte empfindet dies oft als Stechen, Brennen, Ziehen, Kribbeln und plötzlich einschießenden Schmerz. Um hier eine gefestigte Diagnose zu erfahren, um eine entsprechende Therapie einzuleiten, müssen Sie unbedingt einen Spezialisten, einen Neurologen oder eine MS-Ambulanz aufsuchen.

Denn sind diese neuropathischen Schmerzen nicht mit Krankengymnastik und Kühlmaßnahmen in den Griff zu bekommen, hat dies Einfluss auf die Psyche des Betroffenen und nicht selten stellen sich Schlafstörungen, Konzentrationsprobleme und Depressionen ein.

Viele Leidgeplagte sprechen gleichzeitig von Miss-empfindungen an den betroffenen Stellen, die durch das Fühlen von Druck, Kälte und Wärme vermindert sind. Diese sind oft die ersten Anzeichen, die nach einem nicht vollständig zurückgebildeten Schub ent-stehen. Sie werden mit Mitteln wie z.B. Gabapentin oder Carbamazepin behandelt. Auch Antidepressiva wie z.B. Amitriptylin lindern oft diese Missempfin-dungen.

Handelt es sich aber um eindeutige neuropathische Schmerzen, kommen eine Reihe von verschreibungs-pflichtigen Medikamenten zum Einsatz: Antiepi-leptika (z.B. Lyrica, Gabapentin, Carbamazepin), Antidepressiva und Opiate. Opiate werden vom Körper gebildet, werden aber auch als halbsynthe-tische und vollsynthetische Stoffe hergestellt. Gän-gige Arzneimittel sind Morphium, Oxycodon, Fen-tanyl und Polamidon. Bitte wenden Sie sich in diesem Fall an einen Schmerztherapeuten. Außerdem fallen Opiate unter das Deutsche Betäubungsmittelgesetz (BtMG) und sind verschreibungs- und melde-pflichtig.

Die Gesamtheit dieser Medikamente setzen eine eindeutige Diagnose voraus, die unbedingt in die Hand eines erfahrenen Mediziners gehört. Der Arzt oder die Ärztin wird ein ausführliches Gespräch mit dem Betroffenen führen, um Nervenverletzungen oder -schädigungen, etwa durch einen Unfall, auszu-schließen. Er oder sie wird sich mit der genauen

Krankengeschichte intensiv auseinandersetzen, wenn der Patient ihm/ihr nicht genauestens bekannt ist. Ein wichtiger zu erwähnender Punkt ist, dass der Betroffene am sinnvollsten vorher ein Schmerz-Tagebuch geführt hat, um die Art, Dauer und Intensität der Schmerzen festzuhalten. Eine vollständige neurologische Untersuchung gehört ebenfalls stets dazu. Hier sind sensorische Symptome von Bedeutung wie Taubheit, Lähmungserscheinungen und Berührungsschmerzen. Manche Ärzte bestimmen noch die Nervenleitgeschwindigkeit (AEP, SEP, VEP, MEP).

Außer der Verordnung von Medikamenten sollten folgende Anwendungen ausprobiert werden:
TENS (Reizstromtherapie), Physiotherapie, Lymphdrainage, Massagen, Akupunktur, Kühlung.

Hier nochmals eine kurze Zusammenfassung: **Die Schmerztherapie wird durchgeführt anhand des WHO-Stufen-Schemas.** Nachdem der Schmerz und die Schmerzwahrnehmung genau analysiert wurden, werden auch die psychosozialen Belastungen genauestens unter die Lupe genommen. Man teilt einen Schmerz in einen somatischen, also oberflächlichen, und einen viszeralen Schmerz, den Tiefenschmerz, ein. Dabei gibt es zwei Formen des chronischen Schmerzes:

1. Nozizeptorschmerz, hier sind die Nervenstrukturen intakt und 2. den neuropathischen Schmerz, hier handelt es sich um einen Nervenschmerz, der dauerhaft oder kurz sein kann. Auf Medikamente und Therapiemöglichkeiten habe ich bereits hingewiesen. Ein ausführliches Gespräch mit Ihrem Facharzt ist unerlässlich!

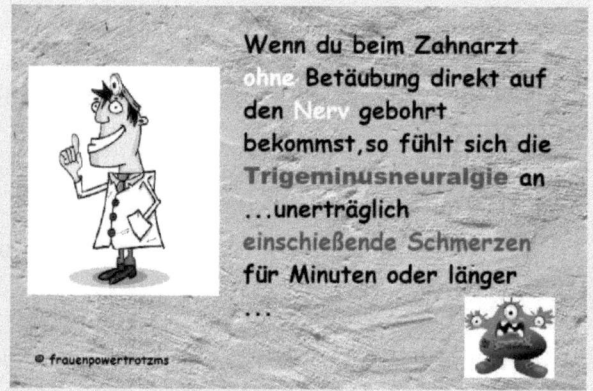

Wenn du beim Zahnarzt ohne Betäubung direkt auf den Nerv gebohrt bekommst, so fühlt sich die Trigeminusneuralgie an ...unerträglich einschießende Schmerzen für Minuten oder länger ...

© frauenpowertrotzms

13. Die Fatigue - einer der häufigsten Symptome

Hätte mir jemand vor der Diagnose etwas über die Fatigue, diese unbeschreibliche Ermüdbarkeit bis hin zur totalen Erschöpfung auf der körperlichen und/oder geistigen Ebene erzählt, hätte ich ihn nicht verstanden. Vielleicht hätte auch ich so unsensibel wie manch einer in meinem Umfeld reagiert und geantwortet: „Das habe ich auch manchmal ... schlaf ich mal richtig aus, dann geht es dir wieder besser." Ich hoffe es nicht!

Es ist sehr schwer für Außenstehende, diesen Zustand der Fatigue zu verstehen, und mehr als einmal habe ich nur Kopfschütteln und unverständliche Kommentare geerntet. Deswegen gebe ich hier ein Beispiel aus meiner Alltagssituation: Mein Sohn erklärt mir beim Mittagessen (die schlimmste Zeit am Tag für mich, was die Fatigue betrifft), was er in Sozialkunde durchgenommen hat. Ich sehe ihn sprechen und höre ihm zu, aber in meinem Gehirn kommt es nicht an. Die Informationen verheddern sich im Kabeldschungel in meinem Kopf und ich frage nach und sehe an seinem Gesicht, dass er es mir gerade vor zwei Minuten erzählt hat. Geduldig erklärt er es mir nochmals, wenigstens Bruchstücke kommen jetzt an. Irgendwie halte ich die Kommunikation am Laufen, könnte mein Kopf aber auf den Tisch auflegen und die Augen schließen, so müde und unkonzentriert bin ich. Nur noch schlafen, denke ich. Glücklich bin ich nicht über das Gespräch, mein Sohn auch nicht. Aber er respektiert diesen erschöpften Zustand und schickt mich ohne böse Worte in meinen Mittagsschlaf.

Fatigue, eine abnorm rasche Ermüdung bis zur Erschöpfung, mit verminderter körperlicher und geistiger Leistung, betrifft tatsächlich die meisten Erkrankten. Durch rasch voranschreitende Behinderung oder auch bei einem schubförmigen Verlauf beeinträchtigt sie das Leben maßgeblich. Oft spielen Medikamente und ihre Nebenwirkungen bei diesem Phänomen eine Rolle, aber auch Schlafstörungen und eine Depression können der Auslöser sein. Ebenso werden Entzündungen, die zur Störung der Leitfähigkeit führen, verantwortlich dafür gemacht. Schmerzen, die ertragen werden müssen und den Schlaf in der Nacht rauben, ebenso eine anstrengende Konzentrationsarbeit im Beruf, gehören zu den Auslösern.

Aus den vielen Gesprächen in den letzten Jahren mit Betroffenen, durch die Arbeit in der Selbsthilfegruppe und meine Leser und Freunde, steht hier an erster Stelle im Umgang mit der Fatigue viele Ruhepausen einzulegen. Oft hilft es, sich eine Viertelstunde einfach irgendwo hinzusetzen und abzuschalten. Am Nachmittag legen sich sehr viele Leidgeplagte zur Ruhe und fallen in einen tiefen Schlaf. Vergleicht man hier den Schlaf mit dem eines gesunden Menschen, unterscheidet er sich von der Dauer und dem Zustand nach dem Ausruhen enorm. Dem Gesunden reichen oft 15-30 Minuten und er fühlt sich anschließen fit und leistungsstark. Der mit Fatigue-Betroffene schläft tiefer und häufiger bis zu einer Stunde und mehr, fühlt sich oft nicht besser und nicht unbedingt leistungsstärker.

An zweiter Stelle steht die Aktivität in Form von Krankengymnastik oder sportlichen Tätigkeiten. Es ist enorm wichtig, seine Mobilität zu erhalten, sich zu bewegen und aktiv zu bleiben. Man sollte aber niemals über seine Belastungsgrenzen gehen. Das bedeutet im Klartext, dass 'weniger und öfter', also sich mehr als einmal pro Woche zu bewegen und aktiv zu sein, produktiver ist. Der Physiotherapeut weiß natürlich durch enge Zusammenarbeit mit Ihnen, was Ihnen guttut und kann Ihnen Tipps geben. Bei sportlichen Aktivitäten sollten Sie sich evenruell einen leichten Ausdauersport suchen, schwimmen oder walken gehen. Aber auch Yoga, Thai Chi und Feldenkrais begünstigen einen positiven Umgang mit der Fatigue. *Es gibt kein Patentrezept. Jeder MS-Erkrankte muss eine für sich und an seine Lebenssituation und Behinderung angepasste sportliche Betätigung finden.* Manchmal sind mehrere Versuche und ein Ausprobieren notwendig, um das „Richtige" zu finden.

Sport hilft Übergewicht zu reduzieren oder das Gewicht zu halten, verringert depressive Störungen, beugt Osteoporose vor und stärkt das Immunsystem. Ebenfalls werden durch sportliche Aktivitäten und Bewegung im Allgemeinen die geistige Leistungsfähigkeit erhöht, und sie steigern die Lebenszufriedenheit und Lebensqualität. Tendenziell nehmen diese Strategien Einfluss auf die Fatigue und diese tiefen Erschöpfungszustände relativieren sich, werden seltener. Einmal die Woche habe ich eine Doppelstunde Physiotherapie (manuell und aktiv) und an einem oder zwei Tagen trainiere ich in der dortigen Praxis an Geräten; meistens mit wenigen Gewichten. Übrigens kann Ihnen Ihr Arzt Reha-Sport verschreiben, wenn Sie noch fit sind und richtig durchstarten möchten. Im Sommer schwimme ich oft und das hilft mir außerdem das Uthoff-Phänomen (als dieses Phänomen bezeichnet man nach körperlicher Anstrengung auftretende vorübergehende Verschlechterungen bestehender Symptome, ausgelöst durch die Erhöhung der Körpertemperatur z.B. bei Sommerhitze, Saunabesuch oder heißen Bädern. Vermutet wird eine temperaturbedingte Verschlechterung der Leitfähigkeit der demyelinisierte Axone) in den Griff zu bekommen. Im Winter schwimme ich nicht. Seit Anfang des Jahres nahm meine Gehstrecke enorm ab, deswegen liegt mein Rolli immer griffbereit im Auto. Wenn möglich laufe ich kurze Strecken mit dem Rollator und wenn sich die Gelegenheit ergibt, klettere ich in unserer Klettergruppe mit Handicap. Ich fühle mich zwar danach körperlich müde und meine Beine führen manchmal ein Eigenleben, was ich mit einer längeren Ruhepause kompensiere, aber mein Geist ist frischer, meine Fatigue relativiert und beim Mittagsschlaf genügt mir eine halbe Stunde, um dann fit den Rest des Tages zu durchleben.

Ein Bekannter hat an einer Studie "Körperliche Betätigungen mit leichter bis mittelschwerer Behinderung" teilgenommen. Über Wochen wurde ein

Programm für jeden Teilnehmer mit und ohne Hilfsmittel zusammengestellt und in einem persönlichen
Tagebuch festgehalten. Fazit war, dass alle Teilnehmer nach diesen zehn Wochen ihre Beweglichkeit
verbesserten, teils ihre Laufstrecke optimierten,
leichter ihr Gewicht halten oder reduzieren konnten,
die Fatigue und die kognitiven Symptome verbesserten sich. Es war eine neugewonnene Lebensqualität, die zumindest bei meinem Bekannten bis
heute anhält. Dieses Programm, SpoKs (Sportorien-
tierte Kompaktschulung) genannt, habe ich vor drei
Jahren ebenso durchlaufen. Es hat mich animiert,
wieder mehr Sport zu machen.

Ich bekomme es immer wieder von Mitbetroffenen
bestätigt, dass sich ihre Beweglichkeit, Kognition und
Fatigue durch sportliche Aktivität stabilisieren. Ein
anderer aus unserer Selbsthilfegruppe übt seit Jahren
das therapeutische Reiten (Hippotherapie) trotz
seinen körperlich starken Einschränkungen. Zumindest erzielt er durch das einstündige Üben auf dem
Pferderücken unter Leitung einer Reittherapeutin bis
zu zwei Tage eine Verbesserung seiner Symptome:
ein paar Meter am Stock oder Rollator zu gehen, bedeutet für den Einzelnen die Welt. Wenn es seine
Zeit erlaubt, reitet er deswegen zweimal die Woche.
Hier möchte ich anmerken, dass solche therapeutische Reiteinrichtungen für die Hippotherapie nicht
überall angeboten werden und sie nicht sehr billig ist.

Ich selbst bin ein großer Fan vom Klettern. Aus diesem Grund gründete ich mit einer Freundin eine Gruppe 'Klettern mit MS'. Schon seit sehr langer Zeit verfolgte ich einer Münchner Klettergruppe, die Menschen mit leichter bis schwere Beeinträchtigung instruierte. Auch Menschen im Rollstuhl klettern in dieser Gruppe, gesichert mit zusätzlichen Seilen. Sir Edmund Hillary sagte schon: *"Nicht der Berg ist es, den man bezwingt, sondern das eigene Ich."*

In unserer Kletter-AG treffen wir uns einmal die Woche etwa 1,5 Stunden. Klettern macht Spaß, fördert das soziale Leben, motiviert und stärkt das Miteinander, verbessert die Beweglichkeit, die Koordination, das Gleichgewicht und die Ausdauer. Wenn ich nicht selbst mit eigenen Augen gesehen und die Veränderung einer MS-Betroffenen miterlebt hätte, hätte ich es vielleicht nicht geglaubt. Zu Beginn unserer Gruppe konnte sie nur mit Stock und am Arm ihres Mannes in die Kletterhalle laufen, auf der Straße nahm sie den Rollator. Nach vielen Wochen ließ diese Frau ihr Hilfsmittel zuhause und bewegte sich im Alltag nur mit Hilfe ihres Stocks. Nach weiteren Wochen kam sie ohne Stock zum Training am Arm ihres Mannes, aber verlassen hatte sie die Kletterhalle ohne Hilfe mit kleinen Schritten! Hier zeigt sich doch wirklich der Erfolg einer sportlichen Aktivität und das Durchhaltevermögen, auch wenn sich sicher nicht bei jedem der gleiche Nutzen und Gewinn einstellt. Aber auch ein kleiner Fortschritt verbessert die Lebensqualität!

Ich verbesserte mein bis dato miserablen Gleichgewichtssinn, der mir kein Fahrradfahren mehr ermöglichte. Zu groß war die Sturzgefahr. Danach bewältigte ich die kurze Strecke von bis zu 1,5 km in die Stadt ohne Probleme. Leider traue ich mich seit diesem Jahr mich nicht mehr aufs Fahrrad. Der Schub im Januar hält mich davon ab; zu groß ist meine Angst. Wandern, das war meine Passion, von der ich mich bei meiner lächerlichen Gehstrecke aber schon lange verabschiedet habe.

Weitere Informationen finden sie in der Broschüre "MS & Sport", zu bestellen unter www.dmsg.de!

Das kleine Büchlein "Bewegungstraining bei MS - Übungen für Zuhause" ISBN: 3-936525-02-1 können Sie bei der Fa. Serono beziehen unter www.leben-mit-ms.de.

Die Übungsanleitungen waren mir eine große Hilfe in Zeiten der vielen Schübe, die das Verlassen der Wohnung unmöglich machten.

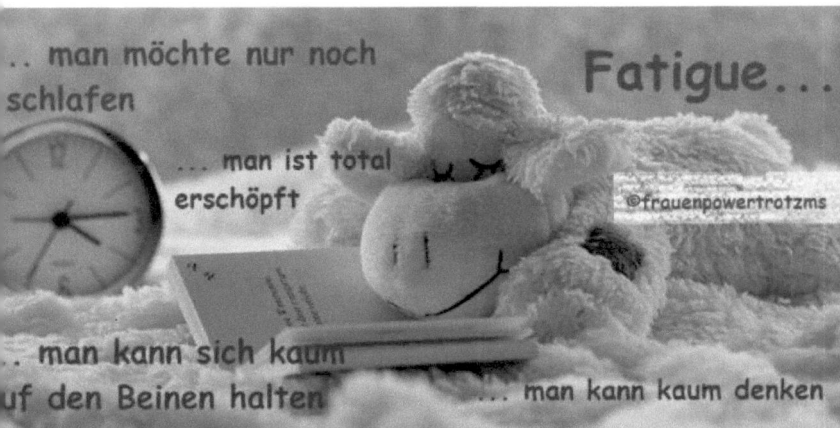

14. Depressionen
- ein viel zu wichtiges Symptom, das nicht fehlen darf

Die Diagnose Multiple Sklerose bedeutet eine extrem große psychische Belastung des Betroffenen und auch im Verlauf dieser chronischen Erkrankung kann es immer wieder zu einer Depression oder depressiven Episoden kommen. Nicht genug damit, dass die MS 1000 Gesichter hat, die Begleiterkrankung Depression erhöht den Leidensdruck des Betroffenen zusätzlich und beeinflusst sein Leben manchmal mehr als die MS selbst.

Die unsichtbaren, später teilweise sichtbaren Symptome der MS stellen eine große Belastung für den Erkrankten dar, gekennzeichnet durch chronische Erschöpfung, mangelnde Aufmerksamkeit, seelische Tiefs oder Gedächtnisschwierigkeiten. Ein gesunder Mensch kann dies kaum nachempfinden. Umso mehr gilt das Augenmerk der Aufklärung über Depressionen, die eine ernst zu nehmende, aber heilbare Krankheit darstellen.

Der MS-Patient bleibt oft mit seinen unsichtbaren Symptomen, die für außenstehende nicht auf den ersten Blick zu erkennen sind, allein und zieht sich letztendlich zurück. Weiterhin spielt die Trauer über verlorengegangene Fähigkeiten und die Angst vor der ungewissen Zukunft auf dem Weg in die Vereinsamung eine bedeutende Rolle. Darüber hinaus verursachen die durch die MS entstandenen hirnorganischen Veränderungen dem Erkrankten ernste Probleme. Die Depression gehört unmittelbar zu den Problemverursachern. Die Schwermut beeinträchtigt seelische und körperliche Funktionen. Die biologische Ursache von Depressionen besteht in einer Funktionsstörung bestimmter Botenstoffe im Gehirn.

Depressive Menschen ermüden schnell, sie haben Konzentrationsschwächen und Probleme, sich etwas zu merken. Ausdauer und Kraft lassen nach, Ent-

Nur wer den Mut zum Träumen hat,
hat auch die Kraft zu kämpfen.

(Weisheit)

scheidungen fallen sehr schwer und das Urteilsvermögen ist eingeschränkt. Pessimismus, Schwarz-Weiß-Denken, Hilf- und Hoffnungslosigkeit bestimmen das Leben des depressiven Menschen. Er zieht sich von seiner Familie und dem Freundeskreis zurück, zeigt keine Interessen mehr und das Leben erscheint ihm sinnlos und leer. Schlafstörungen sind oft die ersten Anzeichen ebenso wie andauernde Appetitlosigkeit. Rund 60 % aller depressiven Menschen leiden darüber hinaus unter körperlichen Beschwerden und Schmerzen, vor allem Rücken- und Kopfschmerzen, Magenbeschwerden, Verdauungs- und Herzproblemen, sowie sexuellem Desinteresse. Mindestens vier verschiedene definierte Symptome über mindestens zwei Wochen kennzeichnen eine Depression.

Die **Ursachen** der Depression sind sehr vielfältig. Risikofaktoren sind beispielsweise: körperliche Erkrankungen (z.b. hirnorganische Erkrankungen, Tumore), Medikamente (z.b. Kortison, Interferone, Hormonpräparate), chronische Krankheiten, Wechseljahre, Depressionhäufigkeit in der Familie, Pflegebedürftigkeit, chronische Überforderung und Dauerstress, wenige positive, aber viele negative Erfahrungen, starre oder wenig flexible Grundeinstellungen, überhöhte Ansprüche, verzerrte Gedankenwelt, Drogen, Alkohol und Mobbing.

Multiple Sklerose begünstigt in 50 Prozent der Fälle die Entstehung einer schweren Depression, nimmt man die weniger schweren Depressionen hinzu, steigt das Risiko auf erschreckende 70 Prozent.

Ein gesunder Mensch kann in der Regel seine Zukunft durch sein Handeln und sein körperliches Gesundsein beeinflussen. Ein an MS-Erkrankter hat dagegen einen völlig unvorhersehbaren Verlauf seiner Zukunft. Wenn die Krankheit fortschreitet, neue Symptome auftreten oder bestehende sich verschlimmern und zusätzlich ein Arbeitsplatzverlust, Verrentung, Abwendung eines Partners oder der Freunde hinzukommen, verschärft sich die Situation. Diese einschneidenden Verluste führen häufig bei MS-Patienten zu reaktiven Depressionen.

Eine Organische Depressionen wiederum ist eine Folge von MS-Entzündungsherden im Gehirn. Auch unvermittelt auftretende Depressionen können durch Nebenwirkungen von Medikamenten z.B. Interferone oder Kortison, auftreten.

Da eine Depression bei MS nicht leicht zu diagnostizieren ist, da typische MS-Symptome wie Fatigue, Konzentrationsschwäche und körperliche Beschwerden auch bei einer Depression vorkommen, sollte man umgehend seinen Neurologen konsultieren. Es muss unbedingt ärztliche Hilfe in Anspruch genommen werden, wenn zu den genannten Punkten noch Selbsttötungsgedanken, Arbeits- und Leistungsunfähigkeit im Beruf und/oder Haushalt dazukommen.

Eine Depression kann heutzutage gut behandelt und geheilt werden. **Therapiemöglichkeiten** sind Psychotherapie, kognitive Verhaltenstherapie und die interpersonelle Psychotherapie. Sie brauchen Zeit und die aktive Mitarbeit des Patienten. Unterstützt wird sie durch spezielle Medikamente, und zwar Antidepressiva, die heutzutage nicht mehr abhängig machen. Sie greifen in die Stoffwechselvorgänge des Gehirns ein und verbessern dadurch die Weiterleitung von Reizen. Moderne Antidepressiva machen nicht süchtig und schränken das Reaktionsvermögen nicht ein. Sie können über Monate oder Jahre eingenommen werden.

Die Heilung einer Depression kann größtenteils jeder einzelne Patient aktiv unterstützen: im Rahmen seiner Möglichkeiten, durch Bewegung und sportliche Aktivitäten, oder Spaziergänge an der Luft. Ein täglicher Stundenplan, den Sie führen und befolgen, zeigt Ihnen, was Sie zu stark fordert und hilft Ihnen, diese Belastungen gezielt zu vermeiden. Halten Sie Kontakt zu Ihren Mitmenschen, belohnen Sie sich selbst für die kleinsten Erfolge, haben Sie Geduld mit sich, ernähren Sie sich ausgewogen und erproben Sie verschiedene Entspannungstechniken.

Natürlich sind diese unterstützenden Maßnahmen in meinen Augen erst möglich, wenn man durch Medikamente und Psychotherapie die erste Stabilität erfährt oder noch rechtzeitig die ersten sich anbahnenden Symptome einer Depression erkennt. So erging es mir bei meiner Depression. Zuerst erhielt ich Medikamente und begann eine Psychotherapie, um mir überhaupt selbst wieder etwas zuzutrauen. Dann hangelte ich mich mit viel Selbstliebe und Geduld aus dem seelischen Tief. Denn wenn ein Mensch am Abgrund steht, will er sich nicht bewegen oder achtet gar nicht auf seine Mitmenschen oder seine Ernährung. Es ist ihm schlichtweg egal, besser gesagt, er hat gar keine Kraft dazu!

Es ist deshalb wichtig, Betroffene wirklich ernst zu nehmen, ihnen zuzuhören, um zu verstehen, dass Leid und Schmerz von jedem Menschen unterschiedlich wahrgenommen werden. Nicht sichtbare oder nicht mitteilbare Symptome können "schmerzhafter" erlebt werden als auf den ersten Blick erkennbare.

Mit einem körperlich starken Betroffenen hat man sofort Mitgefühl, ein "unsichtbar" psychisch Betroffener stößt vielleicht sogar auf Ablehnung, trotz größerem Leidensdruck. Manchmal ist Hilfe für mich, wenn mir jemand nur einfühlsam zuhört, mehr nicht. Und wenn der Leidensdruck so groß ist, dass ich nicht mehr sprechen möchte, genügt es mir, wenn jemand einfach nur bei mir ist und ich bin dankbar dafür, wenn ich deshalb nicht auf Unverständnis stoße. Viele MS-Patienten befinden sich in ähnlichen Situationen und haben Schwierigkeiten, verstanden zu werden, weil man gerade "unsichtbare" Leiden nicht so leicht verständlich machen kann.

15. Therapie bei MS: Verlaufsformen verstehen und behandeln - Teil 1

Mittlerweile blickt man kaum noch durch, welche Medikamente und Therapien es bei MS gibt. Drei Verlaufsformen bei Multiple Sklerose sind bekannt, wobei das CIS nicht vergessen werden darf. Hier eine kurze Erklärung zu den einzelnen Verlaufsformen:

Ein **primär progredienter Verlauf, kurz PPMS**, trifft auf etwa 5-10 % der MS-Patienten zu. Bei dieser Form beginnt die Krankheit schleichend und ohne Schübe, beziehungsweise man spricht von aufgesetzten Schüben.

Der s**chubförmige remittierende Verlauf, kurz RRMS**, stellt sich mit plötzlich auftretenden Beschwerden da, die sich vollständig oder unvollständig zurückbilden (remittieren).

Ein **sekundär progredienter Verlauf, kurz SPMS**, tritt zunächst als schubförmiger Verlauf auf, der später fortschreitend ist.

CIS = klinisch isoliertes Syndrom: Das CIS ist meist der erste neurologische Hinweis auf eine beginnende MS, die sich in rund 80% der Fälle auch tatsächlich manifestiert. Noch vor dem ersten Schub gibt es Krankheits- und Entzündungsaktivität. Im MRT sind bereits Läsionen zu sehen.

Anmerkung: Ich schreibe keine Handelsnamen, da dies als Blogger, nicht beauftragte schreibende Personen verboten ist (Heilmittelgewerbegesetz).

Deswegen müssen Sie die genannten Inhaltsstoffe googlen, dann kommt sofort der Handelsname. Ich übernehme keine Verantwortung der Richtigkeit trotz intensiver Recherche - dein erster Ansprechpartner ist immer dein Arzt oder eine MS-Ambulanz. Hier gebe ich nur einen ersten Überblick!

Vier Stufen bei der Behandlung bei Multiple Sklerose (MS)

Schubtherapie

Bei einer Schubtherapie liegt der Fokus darauf, Entzündungen im Zentralnervensystem (ZNS) zu stoppen, die Symptome zu verbessern und/oder dass der Schub schneller sich zurückbildet.

Eine Schubtherapie bedeutet eine Cortisonstoßtherapie an 3 oder 5 Tagen mit je 1000 mg Cortison per Infusion. Zeigt sich nach ca. zwei Wochen keine Rückbildung der Symptome, dann gibt man erneute für 5 Tage je 1000 oder 2000 mg Cortison. Führt auch diese Infusionstherapie nicht zum Erfolg, werden bei schweren Schüben eine Plasmapherese in Erwägung gezogen.

Immuntherapie

Eine Immuntherapie dient zur Schubverhinderung und wird mit einer vorbeugenden Therapie durchgeführt. Sie sind nebenwirkungsreich, aber können in den meisten Fällen Schübe reduzieren und einen MS-Verlauf positiv beeinflussen. Ebenso die Progression (Fortschreiten einer Behinderung) in Schach halten.

Symptomatische Therapie

Bei dieser Therapie werden gezielt Symptome, wie Fatigue, Blasenprobleme, Schmerzen, Spastiken etc. behandelt und verbessert.

Rehabilitation

Eine Rehabilitation dient zum Erholen und Verbessern aller bestehender Symptome und Begleiterscheinungen bei der Krankheit MS. Sie kann einen Verlauf günstig beeinflussen und wird auch oft nach einem MS-Schub, der in der Klinik behandelt wurde als Anschlussheilbehandlung (AHB) beantragt. Ansonsten können Sie eine Rehabilitation als Arbeitnehmer über die Rentenversicherung oder als EU-Rentner über Ihre Krankenkasse beantragen.

Die Behandlung einer Multiplen Sklerose (MS) beruht auf *vier Stufen*: Schubtherapie, Immuntherapie, Symptomatische Therapie und Rehabilitation.

Therapie bei MS—Immuntherapie der Multiplen Sklerose

Eine Immuntherapie bei MS basieret auf 3 Säulen

<u>Säule 1:</u> Für alle MS-Verlaufsformbehandlungen sind **20 Präparate/16 Wirkstoffe** in Formen von Tabletten, Spritzen, Infusionen oder als Impulstherapie (Verabreichung über 2 Jahre), zugelassen. Mit diesen Therapien versucht man eine **Schubreduktion** zu erzielen. Hier gibt es die Interferone als Basistherapie, die zu einer Schubreduktion von 30 bis 50 % führen können. Die Therapien unter Cladribin und Fingolimod werden angegeben mit 50 bis 60 % Schubreduktion. Die dritte Kategorie erzielt Erfolge mit 60 %, aber mit schweren Nebenwirkungen, wobei darunter auch Natalizumab mit 40 % fällt.

<u>Säule 2:</u> Nach einer Behandlung der Medikamente unter 1 wird meistens **nach 6 bis 12 Monaten eine Beurteilung** auf die Wirksamkeit erhoben. Jeder behandelnde Arzt verfährt hier etwas anders; ich habe mich an die Angaben von Prof. Flachenecker aus der Reha-Klinik Quellenhof gehalten und kenne dies aus eigener Erfahrung ebenso. Sollten in dieser Zeit weitere Schübe auftreten, sollte unbedingt über einen Therapiewechsel nachgedacht werden.

<u>Säule 3:</u> Eine Immuntherapie soll Schübe verhindern, eine Behindertenprogression und ebenso **keine neuen Herde im MRT** aufweisen. Liegen diese drei

Fakten vor, dann wird die Immuntherapie weiterge-
geben und der Patient gilt als stabil. ▶ Leider kann
sich diese Situation mit dem weiteren Verlauf einer
MS ändern.

Immuntherapie bei verschiedenen MS-Ver-
laufsformen

Milde MS
Für die Behandlung einer milden Multiplen Sklerose
stehen folgende Medikamente als Therapie zur Verfügung:
Interferone, Glatirameracetat, Azathioprin, Teriflunomid und Dimethylflumarat

Aktive MS
Für die Behandlung einer aktiven Multiplen Sklerose
stehen folgende Medikamente als Therapie zur Verfügung:
Mitoxantron, Natalizumab, Fingolimod, Alemtuzumab, Cladribin, Ocrelizumab, Siponimod, Ozanimod, Ofatumumab und Ponesimod

> Ziele der Immuntherapie ist die Freiheit von Krank-
> heitsaktivität, eine Verringerung der Schubrate und
> der Behinderungsprogression.

Ein wichtiger Hinweis: Eine Zunahme der Progression lässt das Nervengewebe schrumpfen und die

Schübe verursachen Entzündungen im Nervensystem – deswegen ist es von absoluter Bedeutung, dass eine optimale therapeutische Behandlung gefunden wird.

Auch diese Punkte möchte ich unbedingt erwähnen: Eine Therapie bei MS kann in den meisten Fällen angebracht sein. Doch es gibt auch MS-Betroffene, die sich gegen solche Immuntherapien entscheiden. Wann der richtige Zeitpunkt mit dem Start einer MS-Therapie ist, kann nur jeder für sich entscheiden.

Deswegen bleiben Sie informiert, ein ganz wichtiger Punkt und sprechen Sie ausführlich mit Ihrem Neurologen. In einigen Fällen ist es oft sinnvoll, sich eine zweite Meinung einzuholen.

Mein Motto lautet von Anfang an: Erst informieren, dann entscheiden. Und alles mit Ruhe und Bedacht!

Im nächsten Kapitel erhalten Sie einen Überblick über sämtliche verlaufsmodifizierende Medikamente. Nicht immer ist es leicht sich für einen Wirkstoff zu entscheiden. Es spielen der Verlauf der MS, Kinderwunsch, Nebenwirkungsausmaße, persönliche Lebenssituationen und Anwendungsprofile eine große wohlüberlegte Rolle.

16. Therapie bei MS: Immuntherapien und Wirkstoffe verstehen – Teil 2

Wie in Kapitel 15 übernehme ich keine Verantwortung über Richtigkeit, trotz dass ich ausführlich recherchiert habe (Stand 2022). Es ändert sich ständig etwas. Neue Medikamente kommen dazu, ebenso verschiedene Wirkungsweisen. Doch Sie bekommen einen ersten Überblick im Medikamentendschungel.

Ihr Ansprechpartner ist IMMER Ihr Arzt, nicht ich oder Herr Google. In meinen Augen ist es wichtig sich auf ein Arztgespräch vorzubereiten. Dieses Kapitel hilft Ihnen sicher mit meinen Erläuterungen einen ersten Überblick zu bekommen.

> Gerade nach der Diagnose, aber auch im späteren Verlauf mit plötzlicher Krankheitsaktivität ist es wichtig sich Wissen anzueignen. Somit entscheidet nicht nur Ihr Arzt, sondern ebenso Sie über Ihre Erkrankung und Therapie.

Schreiben Sie mich gerne an, wenn Sie mit meinen Erläuterungen nicht zurechtkommen, da ich keine Handelsnamen veröffentlichen darf. Ihr Arzt kann Ihnen über jedes Medikament eine Broschüre geben und Sie aufklären. Hier werden Sie sicher auch fündig!
Ich verwende hier im Artikel nur die Abkürzungen für die jeweiligen Verlaufsformen.

Grundlagen der Verlaufsformen:
RRMS = schubförmig remittierende MS (englisch: relapsing remitting MS)
SPMS = sekundär progrediente MS (englisch: secondary progressive MS)
PPMS = primär progrediente MS (englisch: primary progressive MS)
CIS = klinisch isoliertes Syndrom

Behandlung der Multiple Sklerose

Wie bereits in Kapitel 15 angesprochen, wird die MS folgendermaßen und im Allgemeinen behandelt:

- Therapie eines akuten Schubs wie eine Kortison-Stoßtherapie
- Behandlung der Symptome: Medikamente, Physiotherapie, Ergotherapie etc.
- Therapien, die einen Krankheitsverlauf beeinflussen wie Interferone, B-Zellen-Therapie und weitere.

Was ist der Unterschied zwischen einer Basis- und Eskalationstherapie?

Die **Basistherapie** wird für den *schubförmigen Verlauf angewendet und ist eine Therapie, die nach einem festgelegten Plan und über längere Zeit* oral eingenommen oder gespritzt wird. Beispiele sind Interferone, die jeden Tag oder alle 2/3 Tage unter die Haut (s.c.) oder intramuskulär (i.m.) gespritzt werden. Als Tabletten gibt es bspw. die Fumarsäure. Es sind alle Medikamente zur Immunbehandlung.

Die **Eskalationstherapie** kommt dann zum Einsatz, *wenn die Basistherapie unzureichend wirksam ist oder ihre Wirksamkeit über die Jahre nachlässt* – wenn man von einer hochaktiven Verlaufsform spricht. Zur Eskalationsbehandlung stehen verschiedene Substanzen zu Verfügung, wie Natalizumab, Fingolimod. Dabei handelt es sich um verschiedene immunwirksame Substanzen, die den Krankheitsverlauf verlangsamen. Dass diese Substanzen nicht primär eingesetzt werden, liegt meist daran, dass sie für die Anfangsbehandlung als zu intensiv und vor allem zu Nebenwirkungsreich angesehen werden. Doch es gibt auch frisch Diagnostizierte, die diese Therapien erhalten.

Was ist der Unterschied zwischen einer Immunmodulation und Immunsuppression?

Bei der Immunmodulation handelt es sich um eine regulierende Veränderung des Immunsystems. Die Überreaktion des Immunsystems infolge der MS soll durch Veränderung bzw. Modellierung mithilfe von Medikamenten ausgebremst werden. Diese Form der MS-Therapie kommt gewöhnlich zur Anwendung, wenn der MS-Verlauf mild bis moderat ist, also meist in der Basistherapie.

Bei der <u>Immunsuppression</u> kommt es infolge der Medikamentengabe zur Unterdrückung des Immunsystems, damit auch zur Unterdrückung der körpereigenen Abwehr. Diese Form der MS-Therapie kommt vor allem in der Eskalationstherapie zur Anwendung, wenn die MS besonders aktiv ist.

Immunmodulierend bedeutet, dass die Medikamente das Immunsystem verändern, während immunsupprimierende Medikamente die Funktionen des Immunsystems unterdrücken.

Immuntherapien bei einer milden und einer aktiven Multiplen Sklerose

Für alle MS-Verlaufsformen-Behandlungen sind 20 Präparate/16 Wirkstoffe in Formen von Tabletten, Spritzen, Infusionen oder als Impulstherapie (Verabreichung über 2 Jahre), zugelassen. Mit diesen Therapien versucht man eine Schubreduktion und Verhinderung der Behinderungsprogression zu erzielen. Ich habe für alle Wirkstoffe eine **Tabelle** erstellt. Hier gibt es die Interferone als Basistherapie, die zu einer Schubreduktion von 30 bis 50 % führen können. Die Therapien unter Cladribin und Fingolimod werden angegeben mit 50 bis 60 % Schubreduktion. Die dritte Kategorie erzielt Erfolge mit 60 %, aber mit schweren Nebenwirkungen, wobei darunter auch Natalizumab mit 40 % fällt.

Immuntherapien bei einer milden MS

Interferone

Vorweg nehme ich das klinisch isolierte Syndrom, das CIS, für das drei Medikamente aus der Gruppe folgender zur Verfügung stehen: *Interferone beta-1a*. Es wirkt regulierend auf das Immunsystem und sie sind bis heute die einzigen zugelassenen Therapien bei der Behandlung das CIS.

Der Wirkstoff der vorgestellten Medikamente ist ein Eiweiß, das Interferone beta-1a. Man sollte wissen, dass Interferone natürlich vorkommende Substanzen sind, die der Körper selbst bildet. Die dienen unter anderem zum Schutz gegen Infektionen und Krankheiten. Das in den Medikamenten enthaltene Eiweiß besteht aus genau den gleichen Bestandteilen wie das Interferon beta im menschlichen Körper. Zusammen gefasst enthalten alle verwendete Proteine Interferon beta-1a oder Interferon beta-1b aus einer Gruppe von Interferonen, die der Körper auf natürliche Weise produzieren kann, um Viren und andere Angriffe zu bekämpfen. Selbstverständlich werden sie als Medikament sie synthetisch hergestellt.

Folgende Wirkstoffe werden meist bei einer milden, moderaten Multiplen Sklerose verabreicht. Sie werden unter einer Basistherapie eingeordnet. Diese Präparate weisen eine Vielzahl auf, da, wie Ihnen bereits bekannt ist, etwa 85 % der MS-Verläufe schubförmig ist. Es gibt folgende Interferone und ein bestimmtes Acetat:

- Interferon beta-1a: für RRMS

Es stehen drei Präparate zur Verfügung. Sie werden 3x pro Woche oder 1x oder alle 2 Wochen je nach Präparat unter die Haut injiziert, und zwar i.m. oder s.c. mithilfe eines Einweg-Fertigpens oder einer Einweg-Fertigspritze. Sie wirken regulierend auf das Immunsystem.

- Interferon beta-1b: für RRMS und SPMS

Es gibt zwei Präparate. Sie werden alle 2 Tage s.c. gespritzt und wirken ebenfalls regulierend auf das Immunsystem.

- Glatirameracetat: für RRMS

Auch hier gibt es zwei Präparate mit den Wirkstoffdosierungen von 20 und 40 mg. Das Arzneimittel verändert die Funktionsweise des Immunsystems. Es gehört zur Klasse der immunmodulierenden Arzneimittel. Es ist jedoch kein Interferon!

Wirksamkeit und Nebenwirkungen*

	Wirksamkeit	Nebenwirkungen
Interferon beta	Reduzierung der Schubrate um ca. 30-40 %, Vermeidung von schweren Schüben und Kortisontherapien, Reduzierung der Behinderungs-progression	Depression, Labor: Blutbildveränderung und Lebererhöhung, Reaktion an der Injektionsstelle, grippale Symptome
Glatiramer -acetat	siehe Interferone	Reaktion an der Injektionsstelle wie Rötungen, Verhärtungen, selten Nekrose und Lipoartrophie, Flush mit Atemnot und Brustschmerzen, Labor: Blutbildveränderung und Lebererhöhung

*Bei der Behandlung der Nebenwirkungen sind dein Arzt und deine MS-Nurse gefragt!

Weitere Immuntherapien/Wirkstoffe bei einer milden MS

Bei den folgenden Medikamenten gehe ich nicht auf die einzelnen Wirkmechanismen mehr ein, da es diesen Artikel sprengen würde und er dient erstmal für Sie, dass Sie einen Überblick bekommen! Weitere Details müssen Sie ausführlich mit Ihrem Neurologen besprechen.

- **Dimethylfumarat: für RRMS**

Dieser Wirkstoff war die erste orale Immuntherapie.
Es werden morgens und abends je eine Kapsel eingenommen. Noch ist nicht vollständig geklärt, wie die
Wirkweise bei MS ist. Es wird vermutet, dass der
Wirkstoff entzündungshemmende T-Zellen erhöht
und entzündungsfördernde B-Zellen reduziert. Also
die Immunreaktionen teilweise unterdrücken.

- **Diroximelfumarat: für RRMS, CIS,
  aktiven SPMS**

Es handelt sich hier um eine Weiterentwicklung von
Dimethylfumarat durch eine verbesserte Magenfreundlichkeit. Die Wirkungsweise ist auch hier noch
nicht vollständig geklärt. Auch diese Kapseln werden
je eine morgens und abends eingenommen. Der
Wirkmechanismus und Wirkungsgrad sind gleich wie
bei Dimethylfumarat.

- **Teriflunomid: für RRMS**

Teriflunomid hemmt ein Enzym, das eigentlich im
Zellstoffwechsel aktiver und schnell wachsender weißer Blutkörperchen (Leukozyten) notwendig ist. Besonders auf die zwei Untergruppen der T- und B-Zellen. Es wird als Tablette einmal am Tag eingenommen.

Wirksamkeit und Nebenwirkungen*

	Wirksamkeit	Nebenwirkungen
Dimethyl-fumarat	Reduzierung der Schubrate um ca. 50 %	Gastrointestinale Beschwerden ca. 40 % (bei Verringerung der Dosis weniger NW), Magenschmerzen, Übelkeit, Durchfall, Erbrechen, vorübergehende Hautrötung (Flush) ca. 35 % (verhindert werden mit ASS), Leberwert-erhöhung, Leuko-/Lymphopenie 4-10 % (Absinken kann eine PML auslösen —> wichtig: regelmäßig Blutwerte kontrollieren lassen!
Diroximel-fumarat	trotz Recherche nicht herausge-funden	Hitzegefühl ca. 35 %, gastrointestinale Beschwerden: Durchfall ca. 14%, Übelkeit ca. 12%, Abdominalschmerz ca. 10% und Schmerzen im Oberbauch ca. 10%), Leber-werterhöhung, Veränderung der Nierenwerte —> wichtig: Leber-/Nierenwerte, BB regelmäßig kontrollieren lassen!
Terifluno-mid	Reduzierung der Schubrate um ca. 30 %	Gastrointestinale Beschwerden: Durchfall und Übelkeit ca. 13-18 %, Haarausdünnung ca. 3 %, Blutdruckerhöhung, nicht in der Schwangerschaft anwenden!

*Bei der Behandlung der Nebenwirkungen sind dein Arzt und deine MS-Nurse gefragt!

Immuntherapien und Wirkstoffe bei einer aktiven MS

Eine aktive Multiple Sklerose bedeutet eine hochaktive schubförmige remittierende verlaufende MS oder eine sekundär progrediente MS mit Krankheitsaktivität.

- **Fingolimod: für RRMS**

Fingolimod ist ein Arzneimittel aus der Gruppe der Immunsuppressiva und ein S1P-Modulator. Es hemmt die Leukozyten aus den Lymphoiden Organen (Mandeln, Thymus) ins Blut und senkt dadurch die Zahl der entzündungsfördernden Lymphozyten (B- und T-Zellen). Denn diese schädigen das ZNS.

Fingolimod wird als Kapsel 1x täglich eingenommen.

- **Ozanimod: für RRMS**

Ozanimod wird unter ärztlicher Überwachung bei der ersten Einnahme eingeleitet. Über Tage wird die Einnahme als Kapsel zu Hause langsam gesteigert, bis die tägliche Dosis erreicht ist, um das Risiko von Nebenwirkungen auf das Herz zu verringern. Ozanimod blockiert die Wirkung von Sphingosin-1-Phosphat-Rezeptoren auf Lymphozyten. Der Wirkstoff schließt Lymphozyten in den Lymphknoten ein, damit sie von hier nicht zum Gehirn und Rückenmark gelangen.

- **Ponesimod: für RRMS und SPMS mit Schüben**

Ponesimod hat denselben Wirkmechanismus wie Ozanimod. Die Medikation wird über 14 Tage aufdosiert mit einer Tablette, danach weiter täglich mit einer Tablette.

- **Cladribin: RRMS und SPMS mit Schüben/-Krankheitsaktivität**

Cladribin gehört zu den immunsuppressiven Medikamenten. Prof. Flachenecker hat in einem Vortrag Cladribin als selektive Chemotherapie bezeichnet: also eine milde Form der Chemotherapie, bei der die Funktion von Immunzellen vorsichtig unterdrückt wird oder einzelne Bestandteile des körpereigenen Abwehrsystems gehemmt werden. Cladribin wirkt durch eine reversible (umkehrbare) Verringerung der B- und T-Zellen; es stört die Synthese bzw. DNS-Reparatur im Zellkern der Lymphozyten.

Es wird nach Körpergewicht dosiert und eine Tablette am Tag eingenommen. Es gibt zwei Behandlungsphasen im Abstand von einem Jahr:

Pro Behandlungsphase im 1. und 2. Monat an 4 bzw. 5 aufeinanderfolgenden Tagen. Es findet keine Einnahme im 3. und 4. Jahr statt. Darüber hinaus wurde eine Behandlung mit Cladribin nach dem 4. Jahr nicht untersucht.

- **Natalizumab: für hochaktive RRMS**

Natalizumab ist ein monoklonaler Antikörper. Er verhindert das Einwandern von Lymphozyten (Immunzellen) ins ZNS; dabei dockt der Antikörper an diese an. Somit kann die Blut-Hirnschranke nicht passiert werden.

Es gibt mittlerweile 2 Verabreichungsmöglichkeiten: Eine intravenöse Infusion alle 4 Wochen in der Klinik, ambulant oder beim Arzt ODER eine subkutane Injektion mit einer Fertigspritze, auch alle 4 Wochen durch das medizinische Personal.

Als schwerwiegende Nebenwirkung zu erwähnen, ist eine PML (progressive multifokale Leukenzephalopathie), die ähnlich eines MS-Schubes ist. Lass dich bitte von deinem Neurologen aufklären!

- **Alemtuzumab: für RRMS mit Schüben oder fortschreitender Progression**

Alemtuzumab ist ein monoklonaler Antikörper. Es werden bestimmte T- und B-Zellen (weiße Blutkörperchen wie B- und T-Lymphozyten entfernt beziehungsweise zerstört. Auch wenn die Effekte auf das Immunsystem lange anhalten (deswegen so selten die Verabreichung), ist Alemtuzumab 30 bis 45 Tage nach der Infusion kaum oder nicht mehr im Blut nachweisbar.

Das Medikament wird über einen Zeitraum von zwei Jahren in zwei Behandlungszyklen als intravenöse Infusion verabreicht.

- **Ocrelizumab: für RRMS, SPMS mit Krankheitsaktivität/aufgesetzten Schüben und frühe PPMS**

Auch Ocrelizumab ist ein monoklonaler Antikörper. Er bindet an CD-positive B-Zellen und entfernt dadurch diese. Etwa 2 Wochen nach der ersten Infusion sind diese nicht mehr nachweisbar.

Verabreicht wird Ocrelizumab alle sechs Monate per Infusion. Vor jeder Infusion werden 100 mg Kortison infundiert (Reduzierung möglicher Infusionsreaktionen wie Juckreiz oder Ausschlag). Danach, aus demselben Grund, gibt man ein Antiallergikum. Darüber hinaus verabreicht man 1000 mg Paracetamol oder 800 mg Ibuprofen. Alle drei Gaben per Infusion. Die Ocrelizumab-Infusion läuft etwa drei Stunden; Nachbeobachtung ca. eine Stunde.

- **Ofatumumab: für RRMS, SPMS mit Krankheitsaktivität/aufgesetzte Schübe**

Ebenso ist Ofatumumab ein monoklonaler Antikörper, der die B-Zellen des Immunsystems zerstört. Er bindet sich an das Protein CD20 auf den B-Lymphozyten (B-Zellen) an einen kleinen Molekülabschnitt (Epitop). Hierbei wird die Zytotoxität ausgelöst, die zu einer Lyse der Zellen führt.

Ofatumumab wird in den ersten 3 Wochen wöchentlich je 1x mit einem Fertigpen s.c. gespritzt; die erste unter ärztlicher Aufsicht. Dann macht man zwei Wochen Pause und anschließend wird monatlich gespritzt.

- **Siponimod: SPMS mit Krankheitsaktivität/Schübe**

Siponimod ist ein selektiver S1P-Modulator, vergleichbar mit Fingolimod (siehe oben). Es hilft, das ZNS vor Angriffen des körpereigenen Immunsystems zu schützen. Der Wirkstoff hindert bestimmte weiße Blutkörperchen (B- und T-Lymphozyten) sich frei im Körper zu bewegen; hält diese Zellen vorm Eindringen ins ZNS (Gehirn/Rückenmark) ab.

Man nimmt 1x am Tag eine Tablette.

	Wirksamkeit	Nebenwirkungen
Fingolimod	Reduzierung der Schubrate um ca. 54 %	Herzfrequenz kann nach Einnahme in den ersten Stunden abfallen, erhöhte Infektanfälligkeit bsw. gegenüber Windpocken-Zosterviren, Lymph-openie, Makulaödem (Veränderung des Augen-hintergrunds), Leber-werterhöhungen bis zu Leberschäden, vereinzelt Diabetes,–> wichtig: regelmäßig Blutwerte wie BB und Leberwerte kontrollieren lassen!
Ozanimod	Reduzierung der Schubrate um ca. 38-48 %	Entzündung der Nase und des Rachens, Leber-werterhöhung, kontra-indiziert bei Leber- und Herzerkrankungen, — wichtig: Leberwerte, BB regelmäßig kontrollieren lassen!
Ponesimod	Reduzierung der Schubrate um ca. 30 %	Entzündung der Nase und des Rachens, Leber-werterhöhung, Kopf-schmerzen, Infektionen der oberen Atemwege, verlangsamter Herz-schlag, Kurzatmigkeit, Leukozytopenie (niedrige Zahl von weißen Blut-körperchen), Infektan-fälligkeit — wichtig: regelmäßig Blutwerte wie BB und Leberwerte kontrollieren lassen!

Cladribin	Reduzierung der Schubrate um ca. 58 %	Lymphopenien, Herpes-Zoster der Haut (Gürtelrose), Infekte, ob Malignome (Krebs) entstehen, noch nicht eindeutig erwiesen→ wichtig: regelmäßig Blutwerte wie großes BB kontrollieren lassen!
Natalizumab	Reduzierung der Schubrate um ca. 48 %	PML, Kopfschmerzen, Fatigue, Harnwegsinfekte, Depression, Infektionen → wichtig Blutwerte kontrollieren und PML-Screening!
Alemtuzumab	Reduzierung der Schubrate um ca. 55 %	WICHTIG! – Die Anwendung von Lemtrada® sollte ausschließlich in einem Krankenhaus mit der Möglichkeit intensivmedizinischer Behandlung erfolgen, da schwerwiegende Nebenwirkungen wie Myokardischämie oder Myokardinfarkt, zerebrale Blutungen oder pulmonale Blutungen, während oder kurz nach der Infusion auftreten können.
Ocrelizumab	Reduzierung der Schubrate um ca. 50 %	Veränderung des körpereigenen Abwehr wie grippeähnliche Symptome, Kopfschmerzen, Knochenschmerzen, gesteigerte Infektanfälligkeit, selten allergische Reaktion auf den

		Wirkstoff, Infusions-reaktionen wie Juckreiz, Hautausschlag, leichte bis mittelschwere Infektionen der oberen Atemwege und Kopfschmerzen. In Studien wurde eine leicht erhöhte Zahl an (Brust-)Krebs gegenüber Placebo festgestellt. Einige Fälle PML, auf-grund einer vorange-gangenen Natalizumab-Therapie. Wichtig →Blutwerte kontrollieren lassen, MRT und PML-Screening!
Ofatumumab	Reduzierung der Schubrate um ca. 50 %	Reaktionen nach Injek-tion wie Fieber, Schüttel-frost, Kopf-/Glieder-schmerzen, Muskel-schmerzen, Abgeschla-genheit, Übelkeit, Lippen-herbes (meist nur nach der 1. stark, danach verschieden meistens die NW), Reaktionen an der Injektionsstelle wie Rötung, Schmerzen, Juckreiz, Schwellung), Atemwegs- und Harn-wegsinfekte, PML-→ wichtig: großes BB, MRT, PML-Screening!
Siponimod	Reduzierung der Schubrate um ca. 55 %	Ausschlag mit kleinen, flüssigkeitsgefüllten Blasen auf der geröteten Haut (Symptome von Gürtelrose), Fieber, Hals-

		schmerzen, wunde Stellen im Mund, Anfälle, Krämpfe, Sehstörungen, Kopfschmerzen, Bluthochdruck, erhöhte Leberwerte, neue Muttermale, Schwindel, Tremor, Durchfall, Übelkeit, Schmerzen in Händen oder Füßen, geschwollene Hände, Fußgelenke, Beine oder Füße, Schwäche und vorübergehende Herzfrequenzabfällen und Abnahme der Lungenfunktion→ wichtig: BB, Leber-/Nierenwerte, Hautscreening, ob Lunge/-Herz beobachtet werden müssen, entscheidet der Arzt!

*Bei der Behandlung der Nebenwirkungen sind dein Arzt und deine MS-Nurse gefragt!

88

17. Plasmapherese – eine Option bei schweren Schüben, die nicht auf hoch dosiertes Cortison ansprechen

Was ist eine Plasmapherese?

Eine Plasmapherese ist ein **technisches Entnahmeverfahren für Blutplasma**. Also ein sogenanntes Blutreinigungsverfahren. Sie erfolgt durch extrakorporale (außerhalb vom Körper) Abtrennung des Plasmas vom Restblut. Im ersten Schritt werden Blutzellen (die festen Bestandteile) vom Plasma getrennt. Anschließend wird das gewonnene Plasma durch spezifische Filter (Adsorber) geleitet. Dabei entfernt man unerwünschte Substanzen, wie bei der MS unerwünschte überschießende Immunglobuline (Autoantikörper).

Kurz zusammengefasst: Ihr Blut wird über ein Schlauchsystem aus dem Körper genommen, zu einem speziellen Filter (Zellseparator) geleitet und dort wird Ihr Plasma durch eine Membran (Trennschicht) vom Blut abgetrennt und entsorgt. Der größte Blutbestandteil (rote/weiße Blutkörperchen und Blutplättchen) werden Ihrem Körper zurückgeben.

Es gibt auch sogenannte Immunadsorptionen, die manchmal auch zur Anwendung kommen. Das Verfahren ist ähnlich, dauert bis zu 5 Stunden und ist teurer. Ihr behandelnder Arzt in der Klinik entscheidet. Ich wollte es einfach erwähnt wissen.

Risiken und mögliche Komplikationen

Die Plasmapherese ist ein **Routineverfahren**. In der Regel wird sie gut vertragen. Ich zumindest hatte außer einem Abfall der Elektrolyte, wie Kalium und Calcium, nur an einem Tag einen niedrigen Blutdruck und leichter Schwindel.

Du wirst überwacht und umsorgt

Während der Behandlung betreut Sie eine Dialyse-Krankenschwester oder ein Krankenpfleger. Das **Fachpersonal überwacht das gesamte Gerät**, weil etwa alle 15 Minuten die Flaschen mit Humanalbumin ausgetauscht werden müssen. Ich hatte alle zwei Tage eine Behandlung und es wurden jedes Mal vier Liter Plasma ausgetauscht. Ebenso werden **Blutabnahmen** über den Shaldon-Katheter abgenommen. Im Blut bestimmt man die Elektrolyte, den O_2 und CO_2-Gehalt, die Hämoglobin- und Hämatokrit-Werte.

Der **arterielle Blutdruck und die Pulsfrequenz** werden alle 30 Minuten durch eine angelegte Manschette gemessen. Außerdem werden der **Druck der Lungenarterie und die Urinausscheidung** überwacht. Ein **Dialyse-Arzt** spricht bei jeder Sitzung mit Ihnen und beantwortet Ihre Fragen und fragt, wie Sie sich fühlen und ob Sie das Verfahren gut vertragen.

Das Beste waren die sehr interessanten und lebhaften Gespräche mit dem Fachpersonal und das Frühstück im Bett. Ich fühlte mich rundum bestens umsorgt.

Mögliche Risiken

Um Ihnen keine Angst zu machen, zähle ich Ihnen nur die möglichen Risiken auf, die bei mir außer einem niedrigen Blutdruck und Schwindel, nicht aufgetreten sind: Kreislaufreaktionen, Schwindel, Kaltschweißigkeit, Übelkeit, selten Bewusstlosigkeit, Erhöhung der Infektanfälligkeit, Gerinnungskomplikationen, durch Abfälle der Elektrolyte (Blutsalze) Muskelkrämpfe.

Eine Plasmapherese ist eine Option bei schweren Schüben, die nicht auf hoch dosiertes Cortison ansprechen. Es ist ein modernes Verfahren, das aber nicht als Dauertherapie angewendet werden kann.

Vor der Plasmapherese muss ein Shaldon-Katheter gelegt werden – haben Sie keine Angst davor!

Da ich einen medizinischen Beruf habe und genau wusste, was auf mich zukommen würde, ließ ich mir etwas zur Beruhigung geben. Das medizinische Personal ist oft ein ängstlicher Patient. Ich empfehle es Ihnen bei zu großer Nervosität ebenso.

Sie werden mit Ihrem Bett in die Dialyse-Abteilung gefahren. Dort legt man Ihnen den Katheter. Ein steriles Tuch legt der Arzt oder die Ärztin über Ihren Kopf und Hals. All das geschieht im Bett. Ein Ultraschall zeigt ihm genau die Hohlvene und das umliegende Gewebe. Dann desinfiziert er die Stelle zum Einführen des Shaldon und den Hals. Eine lokale

Anästhesie, eine kleine Spritze wie beim Zahnarzt, betäubt die Haut. Dann wird punktiert und der Katheter in die Halshohlvene eingeführt. Sie spüren kaum etwas. Ein Druckgefühl kann eventuell beim Schieben des Katheters durch die Vene entstehen. Versuchen Sie, wenn es Ihnen in dieser angespannten Situation möglich ist, gleichmäßig zu atmen. Danach wird mit zwei Stichen der <u>Shaldon</u> festgenäht. Ein steriles Heftpflaster auf die Wunde und fertig. Die ganze Prozedur dauert nicht länger als 15-20 Minuten.

Haben Sie keine Angst vor einer Plasmapherese. Der Shaldon-Katheter ist etwas unangenehm, aber Sie spüren durch die okale Betäubung nichts. Der Schlauch aus dem Hals ziehen ist schmerzfrei und wird im Liegen gezogen, nach dem die Fäden gezogen sind. Einmal tief ein- und ausatmen — sehr wichtig — und schon ist er draußen. Zum Stillen der Blutung wird mit einem sterilen Mulltupfer auf die Wunde gedrückt, das tut weh. Dann legt man für zwei Stunden einen Sandsack auf die mit Heftpflaster verschlossene Wunde. Sehr unangenehm, aber auszuhalten.

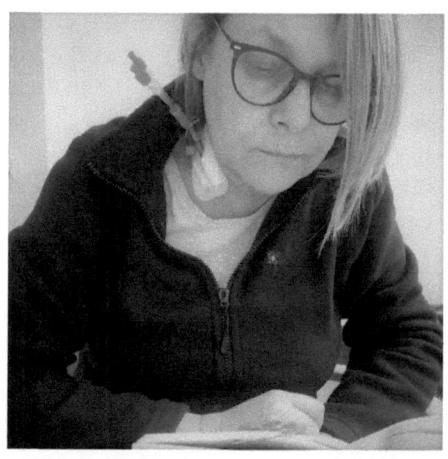

18. Ein Rollator ist nicht dein Feind, sondern DEIN Freund!

Hilfsmittel bei MS einfach zu finden!

Hilfsmittel sind oft ein heikles Thema, da es meistens mit Scham und Nichtakzeptanz behaftet ist. Das Fachgebiet ist genau das Richtige für mich, um Ihnen Mut zu machen. *Denn eins sollten Sie sich immer vor Augen führen: Ein Rollator, auch andere Hilfsmittel, sind nicht ihre Feinde, sondern IHRE Freunde!*

Rollatoren unterstützen und beißen nicht!

Ich erinnere mich noch ganz genau an diesen Moment, als ich von meinem Neurologen das Rezept für einen Rollator in den Händen hielt. Damals durch meinen hochaktiven schubförmigen Verlauf hatte ich einen Schub nach dem anderen; die Gehstrecke wurde immer kürzer. Doch die ersten Gedanken bestanden nur aus Furcht und Angst. Wenn ich jetzt schon einen Rollator brauche, was wird als Nächstes kommen? Alte Menschen haben doch nur Rollatoren, doch nicht ich mit meinen 42 Jahren? Was werden die Anderen denken? Wie werde ich als Frau wahrgenommen?

Heute verstehe ich zwar meine Überlegungen von damals, jedoch sind sie mir heute nicht mehr wichtig. Mein Rollator und ich, ich kaufte bereits den Zweiten, ist für mich wie ein Wegbegleiter. Denn er unterstützt mich im Alltag, damit ich mobiler in der Wohnung und unterwegs bin.

Das jetzige Hilfsmittel ist so modern, dass die meisten Menschen erst den Rollator sehen und dann mich. Sie sind interessiert und sprechen ihre Begeisterung aus. Übrigens finden Sie eine gute Auswahl auf Sanitätshaus-Online (Werbung unbezahlt) – die Angebote sind sehr individuell auf Verbraucher abgestimmt und sorgen für mehr Mobilität. Je nach Handicap sind sie sehr gut sortiert und bequem zu bestellen. Manche Krankenkassen geben Ihnen sogar den Zuschuss des Kassenmodells auf Ihren Wunsch-Rollator. Einfach nachfragen.

Rollatoren erleichtern Ihr Leben – warum, verrate ich Ihnen

Sie müssen lernen umzudenken! Die Einstellung zu Hilfsmittel hat sich bei mir in all den Jahren gewandelt. Jeder geht mit diesem Thema jedoch anders um. Mir fiel es nach der Diagnose und meinem ersten Gehstock verdammt schwer. Das werde ich nie leugnen, deswegen möchte ich Sie begleiten, Ihnen Mut machen.

Heute besitze ich sogar vier Rollator-Taschen in verschiedenen Farben und Modellen. Ganz klar Frau braucht ja auch die passende Handtasche zu Schuhen und Kleidung. So wie modebewusste Männer auch.

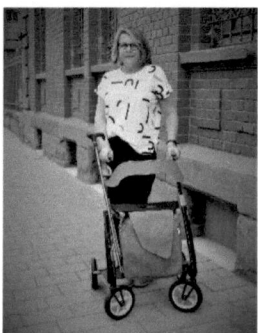

Ich liste Ihnen die Gründe auf, warum ein Hilfsmittel, speziell ein Rollator Sie im Alltag unterstützen wird und Sie keine Angst vor Seitenblicken und Bemerkungen haben müssen:

- Mit einer Gehhilfe sind Sie nicht schwach, sondern stark! Sie verstecken sich nicht zu Hause, sondern holen sich eine Gehunterstützung, um am Leben teilzunehmen!
- Durch die Teilhabe im Beruf und Gesellschaft mit einem Rollator oder Rollstuhl wird Ihnen Lebensqualität geschenkt. Sie sind weiterhin mittendrin im Leben!
- Ihr Aussehen und Ihre Attraktivität verändern sich nicht durch ein Hilfsmittel. Auch sind Sie derselbe Mensch wie vorher und können sich genauso chic kleiden als ohne! Vergessen Sie das nicht.
- Durch Ihre verminderte Laufstrecke und verändertem Gangbild können Sie sich auf Ihre Gehhilfe abstützen, sie können sich zwischendurch hinsetzen und Ihre kleinen Einkäufe in einer Tasche oder Netz am Rollator verstauen. Sie sind weiterhin aktiv!
- Die Gehhilfe gibt Ihnen Sicherheit, beim Laufen und draußen, wenn Sie auf unsicheren Beinen unterwegs sind.
- Es gibt sogar Rollator-Rollstühle, mit denen Sie kurze Strecken geschoben werden können, wenn ein Rolli noch nichts für Sie ist.
- Geht es Ihnen besser und Sie benötigen keine Hilfe beim Gehen mehr, dann verstauen Sie Ihr Hilfsmittel beispielsweise in Ihrem Auto – jedoch haben Sie es jederzeit griffbereit.

- Es gibt für jede Lebenslagen und -stile Modelle. Lassen Sie sich Zeit beim Kauf.
- Rollatoren geben Ihnen nicht nur draußen Sicherheit, sondern genauso zu Hause. Sie verhindern Stürze, sie unterstützen Sie bei der Hausarbeit, der Freizeit und beim Einkaufen. Es gibt unzählige Zubehöre für Hilfsmittel, wie Taschen, Schirmen, Modelle Indoor und Outdoor, Farben, Formen, Halterungen und vieles mehr. Seien Sie mutig mit der Farbe, denn der Rollator wird Sie viele Jahre eventuell begleiten. Ob im Badezimmer, der Küche oder beim Ausräumen der Geschirrspülmaschine, Sie werden ein neues Lebensgefühl entdecken!

Zwar bin ich Bloggerin und Autorin, doch vergessen Sie nicht **ICH bin genauso von der Erkrankung MS betroffen wie Sie!** Ich suche wie Sie nach Antworten, suche nach Unterstützung und neue Möglichkeiten um mein Leben mit der MS zu meistern. Sie sind **NICHT alleine! Wir sitzen alle im selben Boot und eine gegenseitige Unterstützung ist so wertvoll.** Konnte ich Sie überzeugen, dass Hilfsmittel nicht beißen? Das wäre echt super.

19. Pseudoschub oder Schub – und warum ich einen Rolli brauche ...

Warum brauche in manchen Zeiten einen Rolli, in anderen nicht!?

Um dieser Frage nachzugehen schreibe ich hier meine Erfahrungen, denn viele in meinem Umfeld, sicher auch in Ihrem, verstehen nicht, **dass es Tage und Zeiten gibt, da braucht man einen Rolli.** Es gibt auch Tage im Jahr, da steht er in der Ecke. Zurzeit fahre ich ihn in meinem Auto spazieren, denn jederzeit kann es mich quasi erwischen. Bei einem Wetterumschwung, bei Hitze im Sommer oder bei längeren Strecken rolle ich dann mal schnell durch die Gegend. Dies versteht kein Mensch. Wie sollte er auch und **deswegen erkläre ich in diesem Kapitel zuerst den Unterschied zwischen Schub und Pseudoschub**; und was ab und zu dann auch passieren kann. Jeder Betroffene reagiert anders, deswegen spreche ich hier keine Verallgemeinerung aus. Doch es gibt die Tage mit und ohne Rollstuhl. Bei meinem sekundär progredienten Verlauf ist dies einfach möglich und der Rolli gibt mir Sicherheit, im Kofferraum allzeit einsetzbar und somit leiden meine Aktivitäten im Alltag wenigstens nicht und ich habe Lebensqualität zurückgewonnen.

Was ist ein Schub?

Ein **Schub** ist die Summe aus einem oder mehreren Entzündungsherden mit entsprechenden Ausfallserscheinungen. Das heißt, entwickeln sich neue oder erneute Krankheitszeichen über Stunden bis Tage, die länger als 24 Stunden anhalten, spricht man von einem Schub. Es sind neue oder bereits schon frühere Herde, sogenannte Plaques, aktiv. Nachweisbar sind diese Herde mit einem MRT.

Was ist ein Pseudoschub?

Der Augenarzt Wilhelm Uhthoff erkannte bereits 1890, dass es einen unmittelbaren Zusammenhang von schubähnlichen Symptomen der Multiplen Sklerose und der Körper- bzw. Außentemperatur gibt.

Die heute als **Uhthoff-Phänomen bezeichnete Symptomatik definiert einen Zustand sogenannter Pseudoschübe bei Hitze.** Das bedeutet: Bei Fieber, sportlicher Anstrengung oder starker Hitze von außen, die zum Anstieg der Körpertemperatur führt, zeigen sich bei MS-Patienten dieselben Symptome, die von Schüben bekannt sind. Die Symptome sind allerdings weder gefährlich, noch geben sie Aufschluss über eine Verschlechterung des Krankheitsbildes.

Etwa 80 Prozent der MS-Patienten sind im Laufe ihrer Erkrankung vom Uhthoff-Phänomen betroffen.

Mein Rollstuhl gibt mir Lebensqualität bei einem Schub zurück

Nicht nur bei einem Schub, auch während eines Pseudoschubs oder in Alltagssituationen, in denen die Gehstrecke länger ist, als ich an diesem Tag laufen kann. Der Rolli gibt mir Lebensqualität zurück!

Es gibt Tage, da laufe ich mehr als 500 Meter, dann wiederum nur bis zu 100 Meter, dann nur innerhalb der Wohnung, da die Sturzgefahr zu groß ist. Ich weiß nie, was der andere Morgen bringt, stelle mich täglich auf die MS neu ein, wobei ich gelernt habe, Aktivitäten und Ausflüge zu planen. Manchmal packe ich nur den Stock ein, manches Mal den Rollator oder Rolli. Mein Auto hat Platz und es gibt mir ein sicheres Gefühl für den Notfall gewappnet zu sein. Dann gibt es die Tage, da reiße ich Bäume aus, nur im Kopf, denn meine Beine sprechen oft etwas anderes. Aber ich bin happy, dass ich dann mehrere Meter ohne Stock laufen kann, auch wenn sich ein unrunder Gang eingeschlichen hat und ich etwas schwanke.

Warum das so unterschiedlich und nicht jeder Tag gleich ist

Die Multiple Sklerose zeigt sich als Entzündung verstreut über das Gehirn und das Rückenmark. Unser Gehirn sendet Signale über das ZNS zum Körper oder empfängt welche, beispielsweise wie man seine Tasse halten und zum Mund führen muss, oder wie man einen Fuß vor den anderen setzt. Diese Signale werden von sogenannten Nervenfasern geleitet, die mit einer Schutzhülle ummantelt sind, der sogenannten Myelinschicht. Dieser Übertragungsmechanismus ist sehr gut mit elektrischen Kabeln zu vergleichen, denn diese sind ebenso von einer Isolierschicht umgeben. Wird ein Stromkabel angeschnitten, kann kein Strom mehr durchfließen. So ist es auch mit der Myelinschicht in unserem Körper.

Allerdings werden bei MS diese Störungen der Signal-übertragung durch Entzündungsherde an der Ummantelung der Myelinschicht verursacht und Signale oder Befehle unvollständig übertragen.

Deswegen kommt es an manchen Tagen zu diversen Symptomen, verminderte Wegstrecken, meine Blase spinnt mal wieder und Entzündungsherde flackern auf, oft nur wenige Tage.

Vor zwei Jahren im Sommer hatte ich einen Pseudoschub und konnte kaum laufen, eher kriechen und da benutzte ich den Rolli. Die Symptome, die durch den Pseudoschub entstanden sind, bildeten sich wieder zurück. Sobald es kühler wurde, verbannte ich meinen Rolli in den Keller und nur mein Gehstock begleitete mich. Heute, wie bereits geschrieben, liegt mein Rolli immer griffbereit im Kofferraum meines Autos.

Ich verstehe, dass mein Umfeld, Nachbarn und Freunde verunsichert sind und viele glauben mir nicht. Aber, hey Leute, wer setzt sich freiwillig in einen Rollstuhl? Wer bleibt freiwillig bei Badewetter zuhause, weil er die Hitze nicht verträgt und die Beine den Dienst versagen? Kein Mensch! Ich hoffe, wenigstens Sie verstehen mich oder ein Angehöriger von Ihnen liest dieses Buch. Mehr Verständnis und Glaubwürdigkeit, das wünschen wir uns alle – wobei ehrlich!? Muss ich mich noch rechtfertigen mit dieser verrückten Krankheit?

20. Wie lasse ich mir einen Rollstuhl verordnen!

Aus eigener Erfahrung und zusätzlich noch recherchiert, wie ich einen Rolli richtig verordnen lasse – einfach und doch nicht einfach ist dieses Thema. Oft werde ich zu dieser Thematik angerufen, was mich wundert, denn eigentlich sollten Sanitätshäuser vor Ort die Fragen beantworten können. Deswegen ein paar Tipps für Sie, weil es leider nicht so ist.

Seit 2016 wurde mein Rollstuhl gegen einen Sopur Helium ausgetauscht (man lernt ja mit den Jahren an Erfahrung dazu), denn der erste war viel zu schwer und kein Aktivrollstuhl, auch wenn mir das vom damaligen Sanitätshaus suggeriert wurde. Vieles ging schief. Nun besitze ich einen genau auf meine Bedürfnisse zugeschnitten Rollstuhl mit Starrahmen, leicht und problemlos in das Auto zu heben, nur Räder abmachen, aktiv am Leben teilen nehmen! Zusätzlich und vorteilhafter sind faltbare Rollstühle. Seit diesem Jahr besitze ich einen mit Zuggerät. Nach einem schweren Schub im Januar 2022 ging einfach nichts mehr. Zwar brauche ich ihn zurzeit wenig, aber er fährt in meinem Kofferraum mit und bei Reisen mit der Bahn nehme ich diesen faltbaren.

Die **Verordnung, das Rezept,** stellt der Arzt aus. Am besten man lässt sich vorab in einem Sanitätshaus mit einer Reha-Fachabteilung oder guter Kompetenz inklusive Werkstatt, beraten oder man recherchiert selbst, fragt Betroffene über ihre Erfahrungen und geht dann auf Suche im Internet oder ins Sanitätshaus. Der Arzt kann eine genaue Benennung von Model und Firma oder auch nur allgemein einen Rollstuhl ohne Firmenangabe verordnen. Die Kasse hat eh das letzte Wort.

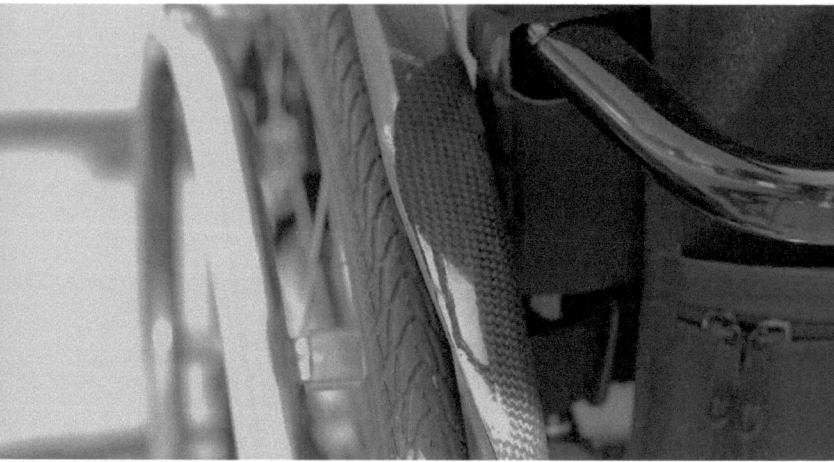

Mit dem Rezept geht man dann erneut zu einem **Sanitätshaus**; am besten die Krankenkasse anrufen, welches für Sie zuständig ist, denn nicht alle vor Ort haben einen Vertrag mit Ihrer Kasse. Dort wird nun einen Kostenanschlag erstellt – aber! – lassen Sie sich nichts aufschwätzen. Nehmen Sie sich Zeit und notfalls immer ein, am besten zwei, Probe-rollstühle anfordern (die, die für Sie in engerer Wahl kommen). Probieren Sie verschiedene Modelle und Firmen aus und fahren Sie damit Probe.

Danach stellt das Sanitätshaus für Sie den Antrag bei Ihrer **Krankenkasse. Nach** Bewilligung bekommen Sie den Rolli zur Abholung ins Sanitätshaus oder ins Haus geliefert. Bei einer Ablehnung immer Wider-spruch einlegen!

20.1. Auf was sollte man beim Kauf eines Rollstuhls achten!

Stellen Sie sich folgende Fragen:

- Soll es ein Elektrorollstuhl oder einen manuellen z.B. Aktivrollstuhl sein? Wird man geschoben? Rollt man selbst? Nur für kurze Strecken oder auch für längere?
- Faltbar oder mit Starrrahmen?
- Seitlich aussteigen oder nach vorne, entsprechend? Deswegen auf die Fußstützen achten: durchgehend? einzeln? abnehmbar?
- Mit Armlehne oder ohne?
- Sinnvoll ist, dass ihr Anbieter (Sanitätshaus oder anderer Anbieter) eine Werkstatt dabeihat, um anfallende Reparaturen selbst auszuführen.
- Eine Luftbereifung oder Vollgummireifen? Letztere sind pannensicher, doch schwerer und haben einen höhrern Rollwiderstand.
- Achten Sie darauf, dass richtig ausgemessen wird. Man wird nach Körper- und Konfektionsgröße gefragt. Sie werden vermessen: Rücken, Becken, Oberschenkel.
- Das richtige Sitzkissen ist wichtig. Denn wer lange im Rollstuhl sitzt, sollte sich ein spe-
- ziell angefertigtes Kissen verordnen lassen, das nicht nur mit Schaumstoff gefüllt ist, sondern auch anatomisch geformt.

Eine hilfreiche Seite bei meiner Recherche gefunden:
https://www.sunrisemedical.de/rollstuehle#rollstuhl-technik

21. Resümee über meine MS

Heute, achtzehn Jahren nach der Diagnose 2004 und circa siebenundzwanzig Krankheitsjahren circa seit 1995, nach dem ersten Schock, der Verleugnung, dem Zorn und der Wut auf einen unsichtbaren Gegner, habe ich akzeptiert. Es hat freilich Jahre gedauert, um zu der Erkenntnis zu gelangen, dass man mit einer unheilbaren Erkrankung wie der Multiplen Sklerose, gut leben kann, und zwar zufrieden. Bei mir gibt es auch die depressiven Tage; Situationen, die vor Jahren oder noch vor Monaten ohne Probleme zu bewältigen waren, jetzt aber nicht mehr zu realisieren. Aber ich gehe heute durch solche Tage mit der Erkenntnis, dass mich die Sehnsucht, zurückzublicken, nicht weiterbringt, mich im Handeln lähmt und traurig macht. Kurze Momente lasse ich auch diese Gefühle zu, und wenn der Moment zu groß wird, versuche ich, mich abzulenken oder mit irgendjemandem zu reden. Die virtuelle Welt wie Facebook und Instagram, die viele Monate zur Sucht wurden, erkannte ich als eine, die mir persönlich und meiner Stimmung, nicht guttat. Deswegen reduzierte ich drastisch, wobei ich bei FB seit 2 Jahren fast gegen Null aktiv bin. Das erledigt Insta für mich automatisch. ☺ Ich halte Kontakt zu vielen lieb gewonnenen Menschen, wo es anders nicht möglich ist, aber für mein Seelenheil bevorzuge ich doch ein Telefonat oder einen kurzen Besuch bei einer Freundin. Die

Einsamkeit erdrückt mich weniger als noch vor Jahren und ich habe für solche depressiven Phasen Rituale entwickelt. Es ist keine Patentlösung, aber für mich ein Versuch, wieder die Schieflage zu überstehen.

Ich werde „meine" Lösungsideen hier einmal aufzählen. Nicht chronologisch, ich handle, wie ich mich im jeweiligen Moment fühle und was in diesem verhexten Gefühlsdusel für mich wichtig ist:

❖ Ich gestehe mir ein, dass ich Schwächen infolge der MS habe, und bitte um Hilfe z.B. von meinen Kindern, Eltern, Freunden.

❖ Wenn ich müde bin, lege ich mich schlafen und stelle mir einen Wecker. Denn zu lange schlafen lässt die Stimmung noch weiter absinken.

❖ Ich lese ein Buch. Im Winter gemütlich bei Kerzenlicht und Cappuccino. Im Sommer auf meinem Balkon im Schatten. Der Haushalt läuft mir nicht davon. Schade!

❖ Ich setze mich in meinen schwarzen Miniflitzer und ignoriere blöde Bemerkungen: „Die Paar Meter läufst du nicht oder fahre sie doch mit dem Rad!?" Alles Idioten.

❖ Mit 47 Jahren habe ich endlich gelernt, und mache das heute noch, zufrieden alleine im Café zu sitzen, mit oder ohne Buch, beobachtend in die Runde blickend, ohne ständig verschämt nach einer Beschäftigung zu suchen. Die nächste große Herausforderung habe ich im Mai 2017 angenommen - eine Woche bin ich alleine in Urlaub geflogen. Zwar erlebte ich einen Sturz auf der Straße und mein Hotelzimmer wurde aufgebrochen, viele meiner Sachen gestohlen, aber ich habe es geschafft! Und trotzdem den Urlaub genossen.

❖ Schwimmen gehen.

❖ Mails checken und beantworten.

❖ Eine Freundin oder meine Mama anrufen.

❖ Meinen Tag so planen, wie es für mich richtig ist; mich nicht von anderen aus dem Konzept bringen lassen. Wenn sich jemand mit mir für den nächsten Tag verabreden will und ich bin unfähig, zu entscheiden, melde ich mich am nächsten Tag zurück. Denn in der Vergangenheit habe ich solche Termine wegen Überforderung dann eh abgesagt. Es ist aber schwer von Gesunden, hier auf Verständnis zu hoffen.

❖ Im Haushalt Prioritäten setzen.

❖ Nicht über meine Grenzen gehen. Ein Beispiel für eine klare Grenzüberschreitung: Ich musste vor fünf Jahren in meinem Schlafzimmer an zwei Wänden insgesamt ca. 13 qm die Farbe überstreichen. An vier Samstagen war ich je 1,5 h mit Streichen beschäftigt, anschließend waren alle Aktivitäten für das Wochenende gestrichen. Ich bin so froh, dass ich solche-Grenzen-nicht-zu-überschreiten, endlich gelernt habe.

❖ Defizite durch die MS nicht beweinen, sondern meine Potenziale nutzen und sie einsetzen.

❖ Nein sagen!

❖ Hilfsmittel, wie Paulchen, meinen Stock, Rollator oder Rollstuhl einzusetzen. Viele Ärzte und Therapeuten meinen, dass man den Rollstuhl so lange als möglich nicht benutzen soll, aber doch so früh als möglich bei vorangeschrittener MS zum Kräftesparen und zum Erhalten der Mobilität.

Ich könnte jetzt noch Ratschläge geben wie regelmäßig Sport machen, Yoga- und Entspannungstechniken und eine gesunde Ernährung, Stress vermeiden und vieles mehr. Blumendünger zu trinken und Reiki sind für mich auch keine Alternative, um meine MS in Schach zu halten.

Das Buch eines Autors übers Trösten bringt mich nicht unbedingt weiter. Meine Gedanken und meine Lebensweise sind seinen ähnlich. Ich suche ebenso Trost und finde ihn am wenigsten in anderen Menschen. Die Rätsellösung liegt in mir selbst, doch wer möchte schon den Spiegel vors Gesicht gehalten bekommen. Aber trösten kann ich vielleicht andere, die ebenso trotz MS dem Leben die Stirn bieten. Heilung ist nicht in Sicht, deswegen müssen wir Betroffene uns gegenseitig verbal trösten und uns unsere Geschichten und Erfahrungen erzählen.

DENN - Es gibt kein Patentrezept! Weder für ein erfülltes Leben als Gesunder, noch für ein Leben mit der MS. Erstens muss jeder selbst wissen, was ihm guttut, und zweitens liegen mir gute Ratschläge so fern wie das Nordkap, denn nicht nur schlechte, sondern auch faule Tage gibt es bei mir. Ich lasse sie zu. Ich lebe mein Leben, wie ich es für richtig halte!

Die vielen Fachzeitschriften und Bücher sind voll mit Artikel über Selbstliebe und Motivationstipps, aber die wenigsten Menschen führen doch, sind wir mal ehrlich, nur einen Bruchteil der Empfehlungen um, die dort geschrieben stehen. Ich respektiere jeden so wie er ist und wie er mit seiner Erkrankung umgeht. Ich biete meine ehrenamtliche Hilfe und mein Wissen in der DMSG-Rheinland-Pfalz an, in der SHG und jedem Fragenden, lasse mich ebenso auch gerne belehren. Aber negative Äußerungen in den sozialen Netzwerken bringen mich zum straucheln. Allerdings lernte ich auch damit umzugehen, nicht ohne die Hilfe und netten Kommentare meiner Follower und Leser.

Der Prozess, den ich seit der Diagnosestellung bis heute durchlaufen habe, war steinig, da ich lange Zeit nicht akzeptieren wollte, dass sich mein Leben quasi von einem Tag auf den anderen geändert hatte und zwar in jedem Bereich. Der schwerste Schub meiner MS-Karriere, Ende November 2008, brachte die

108

ersten Steine ins Rollen und ein Denkprozess wurde ausgelöst auf meinem unbekannten Weg. Seit ich mich auf die Suche eingelassen habe, das Neue zu finden beziehungsweise zu sehen, habe auch ich mit mir Frieden geschlossen. Ich habe wieder Vertrauen in mein eigenes Leben gefunden, meinen Glauben durch Gott-Vertrauen und mich selbst angenommen.

Die schwere Depression, die ich im dritten Buch „Mademoiselle klopft an meine Tür" beschreibe, in dem ich vom Besuch meiner Mamsel erzähle, war auch ein Teil einer Wegstrecke, die mir bewusst machte, mich selbst anzunehmen und mir zu verzeihen. Dies beschreibt auch Pater A. Grün sehr schön in seinem Buch „Das Buch der Lebenskunst", aus dem ich von Zeit zu Zeit Passagen lese. Ich habe auch gelernt, mich mit meinen Schwächen und Ungereimtheiten anzunehmen. Mich nicht anzupassen, wenn es mir nicht guttut. Sagen, warum ich so und nicht anders denke, wenn mir eine Beschäftigung keinen Spaß oder keinen Sinn verspricht, wenn der Alltag mich mal wieder einholt - dann lasse ich los! Denn das habe ich wirklich gelernt in den letzten Jahren: Loszulassen! Auch Menschen und Gewohnheiten, mich neu zu orientieren und Aufgaben zu suchen, die mir Spaß machen und zu meiner inneren Einstellung passen.

Ich kann endlich Stille ertragen; sie gibt mir Ruhe und Kraft, dann habe ich das Gefühl mit meiner

Seele zu kommunizieren. Das gelingt mir am besten in der Natur. Dies ist auch eine Form der Heilung. Mit sich im Reinen zu sein, sich vom Alltag zurückzuziehen und die Stille zu suchen, kann sicher auch zu einer tiefen Zufriedenheit führen.

⌷Die Diagnose Multiple Sklerose war eine Aufforderung an mich, mich dem Leben, meinem Leben, zu stellen! Ich bin nicht daran zerbrochen, ich bin an neuen Aufgaben gewachsen, von Menschen beschenkt und wachgerüttelt worden, dass aufgegebene Träume noch gelebt werden können. Was zuerst als Kampf und Aversion von mir gesehen wurde, kippte nach kräftezehrenden und schubreichen Jahren zu Akzeptanz und bedachtem Handeln mit Ruhe!

⌷Solch einen heilsamen Weg wünsche ich Ihnen und denken Sie an meinen alten Mann, der mir vor Jahren, als ich die Diagnose Multiple Sklerose erhielt, mit auf den Weg gab: „In jedem negativen Erlebnis oder einer negativen Lebenserfahrung findet man noch etwas Positives!". Damals verstand ich ihn nicht und erklärte ihn als verrückt. Heute kann ich seine Aussage bestätigen, auch wenn es manchmal schmerzt und die Suche nach dem Positiven schier unmöglich erscheint.

Ich schließe dieses Kapitel in der Hoffnung, Mut und einen Weg zur Akzeptanz gezeigt zu haben. Aber bedenken Sie, das ist mein eigener Weg! Sie werden Ihren eigenen Weg finden. Davon bin ich überzeugt!

Ich hoffe sehr, auch Menschen ohne MS und Angehörige mit meinen Gedanken, Gefühlen und dem medizinischen Teil erreicht zu haben, ein Miteinander und einen passenden Weg zu suchen und der Krankheit ihre Bedrohung zu nehmen. Eine Aufforderung, sich dem Leben zu stellen!

Lassen Sie sich etwas trösten von mir, dass es zwar nicht-die-Lösung für das Leben mit unserer Erkrankung MS gibt, aber sie kann die Sonne in uns auch zum Strahlen bringen!

Ihre Caroline Régnard-Mayer

22. Antwortstunde!
22.1. Die MS bedeutet nicht das Ende!

In diesem Teil meines Ratgebers habe ich einige der vielen Fraugen, die ich in den letzten Jahren bekommen habe, zusammengefasst. Manches konnten Sie bereits in den vorigen Kapiteln lesen.

Meine Bücher sollen Mut und Hoffnung machen, kein Trübsal verbreiten, denn dunkle Stunden haben wir nun alle, doch sich zurückziehen ist der falsche Weg. Genauso wie mein falscher Weg zu Beginn der Krankheit war, mich ständig zu übernehmen und das nicht-akzeptieren-wollen.

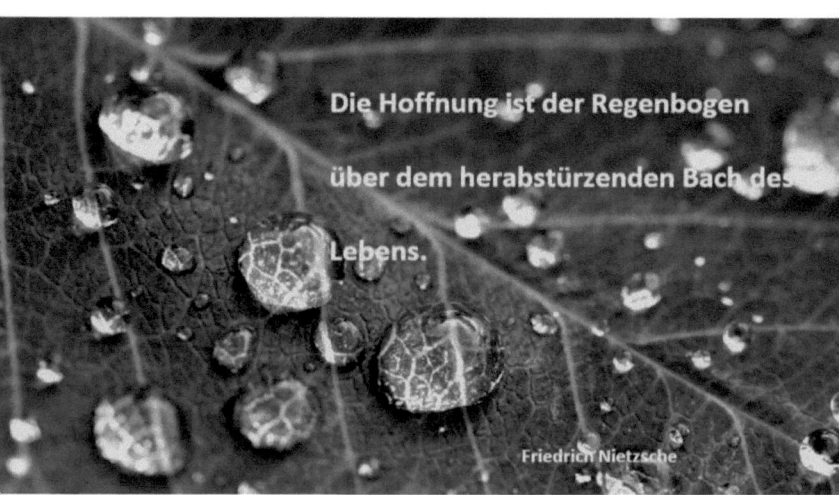

Die Hoffnung ist der Regenbogen über dem herabstürzenden Bach des Lebens.

Friedrich Nietzsche

Es hat fast fünf Jahre gedauert, gefangen zwischen Hoffen und Bangen, Zweifeln und Existenzängsten, Unrast und Überanstrengungen, die für mich richtige Lebensweise zu finden und zu erkennen, dass man auch ein ausgefülltes und zufriedenes Leben mit einer chronischen Erkrankung führen kann. Die Krankheit bedeutet nicht zwangsläufig im Rollstuhl oder mit einem Rollator unterwegs zu sein. Nehmen Sie sie zwar ernst, aber stellen Sie die MS nicht auf einen "Sockel". Sie hat es nicht verdient, den ganzen Platz in Ihrem Leben auszufüllen.

Ich fühle mich heute ausgeglichen und fast allem gewachsen. Mein Standpunkt ist und wichtig für mich, sich mit netten und ehrlichen Freunden und Menschen auszutauschen und zu treffen— vor allem neue Aufgaben zu finden, die Spaß machen. Ich habe in der Reha einen jungen Mann getroffen, der schon immer gerne tanzte. Da sein Verlauf primär progredient ist und er relativ schnell auf Hilfsmittel angewiesen war, begann er schon früh mit dem Rollstuhltanz und beherrscht nun sein Hobby meisterhaft mit viel Spaß und Ehrgeiz. Mit solchen Menschen wie Michael tausche ich mich heute sehr gerne aus. Ab und zu treffen wir uns trotz weiter Entfernung. Solche Persönlichkeiten sind ein Vorbild für mich: „Das Beste aus einer Erkrankung wie der MS zu machen und dabei seine Lebensfreude nicht zu verlieren!"

22.2. Was ist eine Selbsthilfegruppe und was macht ihr dort?

Bei diesen beiden Fragen muss ich weit ausholen. Am Ende des Kapitels finden Sie nützliche Adressen zum Nachlesen. Diese sammelte ich aufgrund meiner eigenen Erfahrungen als MS-Patientin und Gruppenleiterin. Sie waren nach der Diagnose sehr wertvoll und hilfreich für mich.

Nachdem ich den MS-Befund 2004 erhielt, ließ ich nicht viel Zeit verstreichen, um alle denkbaren Informationen über diese Krankheit zu erfahren. Dazu kaufte ich mir zwei Fachbücher, die von Ärzten geschrieben wurden. Ich wendete mich an den DMSG-Landesverband in Mainz. Da erfuhr ich auch von der Landauer Selbsthilfegruppe.

Eine Selbsthilfegruppe (SHG) begleitet Menschen mit der Erkrankung Multiple Sklerose und ihre Angehörigen. Sie sollte Betroffene nach der Diagnose auffangen und erste Fragen beantworten. In den SHG erfährt man Verständnis für die neue Situation, aber auch "alte Hasen" verirren sich zu uns. In den meisten Gruppen, zumindest die, die an die DMSG angeschlossen sind (hier ist keine Mitgliedschaft erforderlich!), findet ein Erfahrungsaustausch statt und es wird Hilfe angeboten. Wir in unserem Leitungsteam bieten auch das persönliche Gespräch an, das ich als Gruppenleiterin oft am Telefon erstmals führe. Entweder kommen dann Interessierte zum monatlichen

Gruppentreffen oder ich treffe mich mit den Betroffenen in persönlicher Runde. Auch außerhalb der SHG in der Freizeit unternimmt die Gruppe manchmal etwas zusammen. Fachvorträge finden über das Jahr verteilt statt. Ansonsten treffen wir uns am dritten Freitag im Monat in geselliger Runde in einem Nebenraum einer Gaststätte in der Nähe von Landau.

In unserer Selbsthilfegruppe steht die Krankheit nicht als erstes im Vordergrund, aber wir gehen auf jeden Neubetroffenen zu und tauschen uns mit ihm aus, wenn er das möchte. Auch viele MSler finden Jahre nach ihrer Diagnose den Weg zu uns in die Selbsthilfegruppe. Jeder ist willkommen; ob Betroffener oder Angehöriger!

Viele Gruppen treffen sich in Gemeinderäumen, in Nebenräumen eines Lokals oder in sonstigen räumlichen Möglichkeiten. Private Freundschaften entwickelten sich, mit manchen telefoniere ich ab und zu, mit anderen treffe ich mich privat. Fachvorträge finden statt, die wir gemeinsam am Jahresanfang aussuchen.

Meine persönliche Meinung:
In der Selbsthilfegruppe bin ich mit Menschen zusammen, denen ich nichts über Taubheitsgefühle, Geh- und Blasenprobleme und sonstige Begleitsymptome erklären muss. Viele bringen auch ihren Partner oder ihre Angehörigen mit. Dies lockert die Gruppe

115

auf und führt zu einem ungezwungenen Umgang untereinander. Wir tauschen uns über Alltägliches und Fragen rund um die MS aus, helfen Neubetroffenen und genießen den Abend bei gutem Essen. Ich begegne dort Menschen, die mich so annehmen, wie ich bin, die mir ihre Hilfe anbieten, mir zuhören und mich ernst nehmen. Wir als Leitungsteam bleiben engagiert und sind immer darauf bedacht, neue Informationen über die MS, Fachvorträge oder Bekanntmachungen der DMSG zu übermitteln.

Die Selbsthilfegruppe möchte ich nicht missen. Sie fängt mich auf, wenn ich von meinem gesunden Umfeld nicht mehr aufgefangen werden kann. *Die MS und unsere vielen Gesichter unter den 1000 verbinden uns ohne große Worte miteinander.*

Mit dem MS-Coach Frau Sonja Betsch der DMSG-Südpfalz, die einem in Fragen rund um die MS beraten, habe ich nur die besten Erfahrungen gemacht und empfehle jedem Neubetroffenen aus unserem Bundesland, sich direkt an diese zu wenden, oder die Geschäftsstelle in Mainz zu kontaktieren:

Deutsche Multiple Sklerose Gesellschaft
Landesverband Rheinland-Pfalz e.V.
Hindenburgstrasse 32
55118 Mainz

Tel.: 06131/604704
Fax: 06131/604930
E-Mail: dmsg-rheinland-pfalz@dmsg.de

Webseite: www.dmsg.de/rlp

Die DMSG mit dem Bundesverband, 16 Landesverbänden und rund 900 örtlichen Kontaktgruppen vertritt die Belange von Menschen, die an Multipler Sklerose erkrankt sind und organisiert deren sozialmedizinische Nachsorge. (Auszug aus der Satzung).

Bundesverband e.V.
Küsterstr. 8
30519 Hannover

Tel.: 0511/96834-0
Fax.: 0511/96834-50
E-Mail: dmsg@dmsg.de Webseite: www.dmsg.de

An dieser Stelle möchte ich Sie gerne auf die Homepage der DMSG aufmerksam machen. Eine intensive Beschäftigung mit den Themen lohnt sich nicht nur für Neubetroffene, sondern auch für Angehörige und man erhält die neusten Informationen über die Erkrankung.
Links anderer Anbieter:

www.amsel.de

www.trotz-ms.de

www.aktiv-mit-ms.de

www.leben-mit-ms.de

www.ms-life.de

Meine eigene Homepage für meine Bücher und meinen BLOG:

www.frauenpowertrotzms.de

22.3. Wann habe ich das erste Mal etwas von der MS gespürt?

Wenn ich heute zurückblicke, begannen die Gründe beziehungsweise Hinweise am Ausbruch meiner Erkrankung 1995 nach der Geburt meiner Tochter, deren angeborene Hüftdysplasie plus Luxation, Operationen und die damit verbundenen Sorgen, Ängste und Aufopferungen mich bis ans Äußerste meiner Kräfte brachten. Sarah wurde viermal in ihren ersten zwei Lebensjahren operiert. Ein schweres Asthma kam im ersten Jahr ihres Lebens hinzu. Meine körperlichen Symptome ignorierte ich. Dazu hatte ich keine Zeit und keine Kraft. Eigentlich bin ich froh, nicht früher etwas über meine MS geahnt zu haben.

22.4. Wie äußerte sich meine Erkrankung zu Beginn, also vor der Diagnose?

Im Jahr 1995 hatte ich erste Taubheitsgefühle in den Händen, vor allem nachts, die ich irgendwann endlich ernst nahm. Mein damaliger Hausarzt, den ich nach Monaten immer wiederkehrender Beschwerden aufsuchte, hatte keine Erklärung dafür. Er konnte mich soweit beruhigen, dass ich versuchte, die tauben Hände morgens zu ignorieren. Und siehe da, so wie die Symptome plötzlich kamen, so waren sie auch wieder verschwunden. Auch die Sensibilitätsstörungen in den Beinen kurze Zeit später ignorierte ich.

Da die MS sich oft ganz diskret in unser Leben einschleicht, erkennen wir meistens die Erstsymptome nicht. Aber die Anzeichen sind da, auch wenn nur andeutungsweise. Viele MS-Patienten können rückblickend über Krankheitsanzeichen berichten, die man sehr schwer als erste Hinweise erkennt. So kann auch ich nicht mit Sicherheit sagen, wann meine MS überhaupt begann. Der Verdacht liegt aber nahe, seit der Geburt meiner Tochter.

20.5. Was waren meine ersten Symptome? Beginnt die MS bei jedem gleich?

Bei mir waren es Sensibilitäts- und Taubheitsstörungen plus eine enorme Müdigkeit bis hin zur totalen Erschöpfung. Etwa drei Jahre nach der Geburt meiner Tochter hatte ich Tage mit Sehproblemen und sah öfters leicht verschwommen. Meine Blase spielte verrückt. All diese Symptome verschwanden wie von Zauberhand nach kurzer Zeit.

Nicht umsonst nennt man die Multiple Sklerose die Krankheit mit den 1000 Gesichtern - kein typischer Verlauf, keine typischen Symptome gleichen sich bei den Patienten! Doch es zeigen sich gehäuft Anzeichen, die eine MS vermuten lassen. Sensibilitätsstörungen in Armen und Beinen, auch Taubheitsgefühle oder ein Kribbeln, das immer wieder über Tage auftritt, kann der Beginn einer Multiplen Sklerose sein. Ebenso kommen Sehstörungen gehäuft zu Beginn dieser Erkrankung vor, die auf eine Sehnervenentzündung zurückzuführen sind. Weitere erste Anzeichen können Gleichgewichts- und Koordinationsprobleme sein, auch kraftloses Laufen oder Muskelsteifigkeit, man ermüdet schnell. Die Fatigue ist oft eins der ersten Symptome bei einer MS.

22.6. Ist die MS vererbbar?

Die MS keine Erbkrankheit! Direkt vererbbar ist die Erkrankung nicht, aber es wird eine Prädisposition vermutet. Das heißt, dass Erbfaktoren die Entstehung begünstigen können. Wenn ein Elternteil an MS erkrankt ist, dann ist die Wahrscheinlichkeit sehr geringfügig höher gegenüber Nicht-Erkrankten, dass die Kinder erkranken.

22.7. Was ist ein Schub?

Ein Schub ist die Summe aus einem oder mehreren Entzündungsherden mit entsprechenden Ausfallserscheinungen. Das heißt, entwickeln sich neue oder erneute bereits zurückgebildete Krankheitszeichen über Stunden bis Tage, die länger als 24 Stunden anhalten, und einen Abstand von mind. 30 Tage vom letzten Schub, spricht man von einem Schub. Wichtig noch zu erwähnen, wenn Beschwerden nicht zu erklären sind wie durch Änderung der Körpertemperatur, wie beim Uhthoff-Phänom, oder Sie keine Infektion (z.B. eine Grippe) haben.

22.8. Gibt es wirklich Pseudoschübe?

Ja, man spricht von Pseudoschüben, wenn kurzfristig neurologische Störungen auftreten, die kürzer als 24 Stunden andauern. (Wobei ich noch kein Arzt kennengelernt habe, der bei mir Pseudoschub sagte, sondern von paroxysmalen Störungen sprach). Das können beispielsweise Missempfindungen an den Beinen, Sehstörungen oder auch Sensibilitätsstörungen in Beinen und Händen sein. Häufig dauern die Störungen, also Pseudoschübe, nur Stunden an und werden beispielsweise durch Wärme (Uhthoff*) oder Kälte ausgelöst. Beim Auftreten solcher Symptome erstmals einen Tag beobachten.

---

*Es gibt einen unmittelbaren Zusammenhang von schubähnlichen Symptomen der Multiplen Sklerose und der Körper- bzw. Außentemperatur. Die heute als Uhthoff-Phänomen bezeichnete Symptomatik definiert einen Zustand sogenannter Pseudoschübe bei Hitze.

22.9. Was bedeutet schubförmiger Verlauf? Was chronisch progredient?

Grundsätzlich gibt es bei der Multiplen Sklerose zwei Verlaufs*typen*:

🌀 **einen schubförmigen und einen chronisch progredienten (voranschreitenden).**

Häufig geht ein anfangs schubweiser Verlauf später in einen chronisch-voranschreitenden Verlauf über, den sekundär progredienten Verlauf. Nach einer variablen Zeit kommt es zu einem langsamen, kontinuierlichen Fortschreiten der MS mit oder ohne zusätzlichen Schübe. Symptome und Beschwerden nehmen dabei allmählich zu.

Es gibt aber auch den eher seltenen anfangs schon chronisch-voranschreitenden Verlauf, den primär progredienter Verlauf ohne Auftreten von erkennbaren Schüben.

Bei Beginn der Krankheit weisen 80-90 % einen **schubförmigen Verlauf** auf. Und nur etwa 20-40 % geht nach zehn bis fünfzehn Jahren in den **sekundär chronischen Verlauf** über.

Einen **primär progredienten Verlauf** trifft auf etwa 5-10 % der MS-Patienten zu.

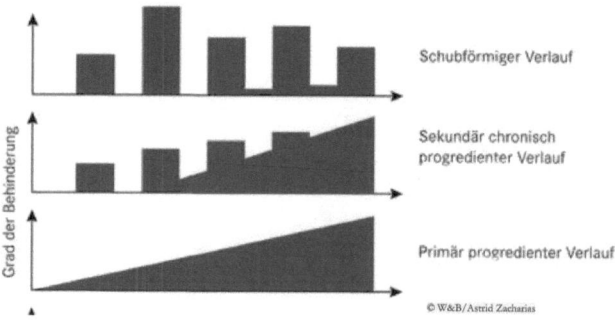

Schubförmiger Verlauf

Sekundär chronisch progredienter Verlauf

Primär progredienter Verlauf

Grad der Behinderung

© W&B/Astrid Zacharias

22.10. Was ist eine Basistherapie und eine Eskalationstherapie?

Die *Basistherapie* wird für den schubförmigen Verlauf angewendet und ist eine Therapie, die nach einem festgelegten Plan und über längere Zeit oral eingenommen oder gespritzt wird. Beispiele sind Interferone, die jeden Tag oder alle 2/3 Tage unter die Haut s.c. oder intramuskulär 1x die Woche gespritzt werden beispielsweise Interferone-beta, Glatirameracetat. Als Tabletten gibt es die Fumarsäure. Es sind alles Medikamente zur Immunbehandlung.

Die *Eskalationstherapie* kommt zum Einsatz, wenn die Basistherapie unzureichend wirksam ist oder ihre Wirksamkeit über die Jahre nachlässt - wenn man von einer hochaktiven Verlaufsform spricht. Zur Eskalationsbehandlung stehen verschiedene Substanzen zur Verfügung, wie beispielsweise Natalizumab, Mitoxantron (mittlerweile zurückhaltend in der Verabreichung, da es ein nebenwirkungsreiches Chemotherapeutikum ist) oder Fingolimod (weitere Infos S. 81-89). Dabei handelt es sich um verschiedene immunwirksame Substanzen, die den Krankheitsverlauf verlangsamen. Dass diese Substanzen nicht primär eingesetzt werden, liegt entweder daran, dass sie noch sehr neu sind und weniger gesicherte Daten vorliegen, oder dass sie für die Anfangsbehandlung als zu intensiv und vor allem zu nebenwirkungsreich angesehen werden.

22.11. Wie lebe ich mit der MS? Wie hat sich mein Leben verändert?

Das Leben geht weiter mit der Erkrankung MS - eben anders, nicht besser, nicht schlechter — *ich bin nun einfach gesagt, anders-gesund. Perfektionismus war gestern — mein Motto an schlechten Tagen.* Die MS hat mich oft in den letzten Jahren gebeutelt. Das „Laufen" lernen war nicht immer leicht, aber trotz gewissen Einschränkungen kann ich die Krankheit nun leichter annehmen.

Der Umgang mit der Erkrankung lehrt uns vieles aber verlangt ebenso oft eine ganze Menge im Alltag, mit dem Partner und der Familie; die MS verändert uns. Dunkle Stunden haben wir nun alle, doch sich zurückziehen ist der falsche Weg. Genau wie mein falscher Weg zu Beginn der Krankheit war, mich ständig zu übernehmen und das nicht-akzeptieren-wollen. Es hat fast fünf Jahre gedauert, gefangen zwischen Hoffen und Bangen, Zweifeln und Existenzängsten, Unrast und Überanstrengungen, die für mich richtige Lebensweise zu finden und zu erkennen, dass man auch ein ausgefülltes und glückliches Leben mit einer chronischen Erkrankung führen kann.

Ich fühle mich heute ausgeglichen und bin generell an Situationen gewachsen. Ich denke, dass es wichtig ist, sich mit netten und ehrlichen Freunden und Menschen auszutauschen und sich mit ihnen zu treffen.

Neue Hobbys und Freizeitbeschäftigungen zu finden ist eine weitere Möglichkeit sein Wohlbefinden zu erhöhen. Nur so kann man mit dieser Krankheit und ihrer manch fiesen Anwandlungen „überleben" und leben! Und es gibt diesen Weg - jeder kann ihn finden! Leichtigkeit war gestern, das muss ich ehrlich und offen leider kommunizieren.

Will man Schweres bewältigen, muss man es leicht angehen.
(B. Brecht)

22.12. Wie gehe ich heute mit der Krankheit um?

Ich habe mich in den letzten Jahren sehr verändert, dadurch habe und konnte ich die MS annehmen. Mein altes Hobby, das Fotografieren, entdeckte ich neu. Mein Wunsch zu klettern habe ich mir erfüllt und eine Gruppe mit einer Mitbetroffenen gegründet. Klettern mit MS–geht nicht, gibt es bei uns nicht! Wir sind eine Gruppe aus gesunden Kletterer und Menschen mit Handicap. Angeschlossen sind wir an den DAV (Deutscher Alpenverein) Sektion Landau und die Treffen sind kostenlos. Bei Interesse schreiben Sie mir. Es gibt kein besseres Gefühl, eine Wand zu besteigen und oben anzukommen - eine Route zu bezwingen. Auch hilft es das Gleichgewicht zu verbessern, unterstützt kognitive und Sensibilitäts- und Missempfindungen.

Heute lebe ich im eigenen Rhythmus und mache das, was mir Spaß macht und nicht was andere gedenken, mir zu sagen. Solange ich kann, werde ich verreisen, auch alleine. Das Schreiben ist Therapie für mich. Während ich meine Manuskripte der ersten drei Bücher schrieb, wurde mir klar, dass ich die kleinsten Glückseligkeiten in meinem Alltag, die ich als Gesunde geflissentlich übersah, nun genieße. *Die Krankheit wurde ein Wegbegleiter, und kein Gegner, den man bekämpfen muss.* Es gibt so viele Dinge, die ich niemals vor der MS umgesetzt oder gesehen hätte.

Meine Sichtweise hat sich geändert, und wenn ich etwas nicht ändern kann, ändere ich meine Haltung. Ich sage Nein zu Situationen, die mir nicht guttun, und auch zu Menschen. Falle ich doch wieder ins alte Muster zurück, warnt mich mein Körper und ich höre auf meine innere Stimme: „... lasse los, was dir nicht gefällt oder sich gut anfühlt".

Es war ein langer Weg der Akzeptanz, aber jeder Meter hat sich gelohnt.

22.13. Wie gehe ich mit meinen Symptomen um? Fatigue? Blasenschwäche? Depression?

Manche Symptome bei der Multiplen Sklerose sind **unsichtbar** nach außen und genau die angefragten gehören dazu. Jeden Tag zeigen diese nicht offenkundigen Symptome ihre Macht, begleiten uns im Alltag und bei der Arbeit Sie überraschen uns in Situationen, wo wir sie am wenigsten gebrauchen können, lassen uns fluchen und leiden, hinterlassen uns hilflos und Schmerz gepeinigt.

Die unsichtbaren Symptome geistern in unserem Körper umher, nicht greifbar und für unsere Mitmenschen nach außen nicht sichtbar. Wer von uns MS-Betroffenen hat nicht schon so oft hören müssen: "Man sieht Ihnen ja gar nichts an!", "Was!? Sie sind unheilbar krank, sie sehen aus wie das blühende Leben!" oder "Sie können doch laufen!".

Die **Fatigue** zog ein, als ich die Diagnose noch nicht hatte. Die chronische Erschöpfung schob ich immer auf die vielen Jahre meiner zwei kranken Kinder. Später war es die Scheidung, die vielen Rechtsstreitigkeiten um Unterhalt und Umgang mit den Kindern, meine Schichtdienste als MTA und die 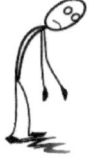 Dauerbelastung mit zwei noch kleinen Kindern. Einen Grund gab es immer. Seit der Diagnose verschlimmerte sich die Fatigue, denn die Belastungen wurden nicht weniger. Trotz Berentung musste ich bis 2016 noch geringfügig arbeiten, ob ich konnte oder nicht. Ein heftiger Schub mit Sprachstörungen katapultierte mich endgültig ins Rentnerdasein.

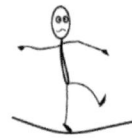 Doch ich lernte mit den Jahren, die Fatigue ohne Medikamente einigermaßen in den Griff zu bekommen. Heute mehr als noch vor Jahren, denn Schübe durchkreuzen nicht mehr meinen Alltag. Mein Tagesablauf ist strukturiert und geplant. Zwar mache ich weniger als früher, gehe kaum aus, auch selten am Wochenende, aber das, was ich unternehme, ist für mich persönlich ausreichend um meine Grenzen zu wahren. Zweimal die Woche gehe ich zur Krankengymnastik und ein- bis zweimal zur Ergotherapie. Einmal trainiere ich beim Reha-Sport, dazwischen nach Lust und Laune mit dem Bewegungstrainer MotoMed zu Hause. Bewegung und „Sport" helfen mir, die Fatigue in den Griff zu bekommen und ich brauche deswegen öfters keinen Mittagsschlaf. Meine Hausarbeit verrichte ich verteilt unter der Woche und das, was ich nicht schaffe, bleibt liegen. So einfach ist das! Freunde treffe ich auch seltener als früher, max. einmal in der Woche. Ich brauche viele Ruhepausen, aber die habe ich immer eingeplant. Lesen und schreiben sind für mich pure Entspannung.

Blasenschwäche, ein Thema, über das ich gar nicht gerne spreche. Ich habe es einfach in ein Buch gepackt - "Keine Angst vor der Blase". Und trotzdem werde ich Ihnen eine Antwort geben. Manche peinlichen Situationen könnte ich hier erzählen, aber sie können sich diese sicher selbst vorstellen: Das Unsichtbare wurde sichtbar und die Scham stand mir ins Gesicht geschrieben. Leider habe ich nach mehreren Schüben und jetzt im chronischen Verlauf ein Blasen-Abo auf Dauer gebucht. Medikamente, Ersatzkleider, Hygienevorlagen oder zuhause bleiben, sind schwache Vorschläge, doch welche Möglichkeiten es noch gibt, können Sie in meinem Blasenbuch nachlesen. Bei Blasenstörungen ist der Urologe gefragt

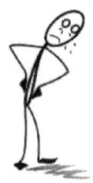 und das rate ich Ihnen als Erstes. Lassen Sie abklären, um welche Blasenstörungen es sich handeln. Denn es gibt hauptsächlich 3 Störungsbilder: Detrusor-Überaktivität, Detrusor-Sphinkter-Dyssynergie und die Blasen-Untersktivität.

Palettenweise verbrauchte ich in den letzten Jahren Inkontinenzbinden. Häufig wurde ich mit anticholinergen Medikamenten therapiert, ich absolvierte Beckenbodentrainingskurse, ein Biofeedback-Gerät probierte ich aus und doch half bisher nicht wirklich etwas, damit das Unsichtbare unsichtbar bleibt. Aber es gibt auch Betroffene, die damit Erfolg hatten, erzählten sie mir.

Wobei ein Medikament, ein Antimuskarinika, seit zwei Jahren mir in vielen Phasen und tagsüber helfen, aber nicht in Stresssituationen.

> **Verweile nicht in der Vergangenheit, träume nicht von der Zukunft. Konzentriere dich auf den gegenwärtigen Moment.**
>
> (Buddha)

Der unsichtbare Dämon meiner Gefühle, wie ich meine **Depressionen** gerne nenne, meiner Psyche, sitzt an manchen Tagen am frühen Morgen bereits auf meiner Bettkante. Gewisse Strategien wende ich an, aber es gelingt mir nicht immer, sie umzusetzen. Das Leben kommt mir einfach dazwischen. Der Leidensdruck ist öfters größer als meine Erkrankung MS, nicht sichtbar nach außen. Aber in meinem Inneren tobt ein Krieg. Ich versuche meine Tage zu strukturieren, mir Ziele zu setzen. Kann ich mich aufraffen, dann bewege ich mich, mache etwas Sport. Versuche unter Menschen zu gehen.

Heute erkenne ich die ersten Anzeichen einer Depression. Wenn belastende Dinge von außen auf mich einstürzen, diese Gegebenheiten kann ich nämlich nicht beeinflussen, dann nehme ich über Monate oder länger ein Antidepressivum. Zurzeit nehme ich morgens und abends solch ein Medikament. Ich habe einen gut durchgeplanten Alltag mit vielen Ausgleichen, wie Therapien und Reha-Sport, schreiben, Musik hören. Maximal einen Termin am Tag, eine längere Mittagspause und sehr wenige Abende außer Haus. Depressionen begleiten mich seit über sechszehn Jahren und ich habe gelernt, damit umzugehen. Aber sie sind schlimmer für mich als die MS. Denn zu oft habe ich am Abgrund gestanden - zum Glück immer die Kurve bekommen. Mein Rat an Mitbetroffenen ist: Holen Sie sich unbedingt Hilfe und Rat von Ihrem Neurologen, auch der Familie oder Freunden und denken Sie gleichermaßen über eine Psychotherapie nach.

22.14. Was hat sich in meiner Familie geändert?

Viele Leser wissen, dass ich mit meinen zwei Kindern (heute 23 und 27) seit über einundzwanzig Jahren alleine lebe und geschieden bin. Mittlerweile leben beide außer Haus, aber das Mama-sein, hört nie auf. Mein geschiedener Mann ist 2011 an einem Gehirntumor verstorben; der Kontakt zu seinen Kindern war mäßig seit seinem Auszug 2001. Somit war es für meine Kinder nicht leicht mit einer Mama aufzuwachsen, die eine chronische Krankheit wie die MS, hat. Nach der Diagnose versuchte ich einigermaßen kindgerecht, wenn dies überhaupt möglich ist, den Kindern die Krankheit zu erklären[1]. Doch war ich selbst verstört und weinte viel. Erst nach Wochen konnte ich mit meinen zwei Kleinen über die MS und die Veränderungen sprechen, beispielsweise meine damalige Spritzentherapie und meine körperlichen Einschränkungen. Beide sind mit den Jahren in die veränderte Lebenssituation hineingewachsen, wobei mein Sohn es besser verarbeiten und akzeptieren konnte aufgrund seines jungen Alters. Er verstand zu wenig zu Beginn, meine Tochter erfasste schnell und nahm angstvoll das "neue" Leben wahr. Papa und Mama krank, selbst krank - eine schwierige und belastende Konstellation für ein kleines Kind von neun Jahren. Beide mussten von heute auf morgen in den Ganztagskindergarten oder in die Ganztagsschule. Der Auszug aus unserem gemeinsamen Haus, die fehlende väterliche Bezugsperson, eine Mietwohnung, finanzielle Verluste, ich als MTLA im Schichtdienst, Gerichtsprozesse… es gab sehr viel zu verkraften und verarbeiten. Schwierig für kleine Kinderseelen und doch habe ich es geschafft, dass beide Kinder heute zielstrebig ihren Weg gehen und sich mit meiner MS "angefreundet" haben. Das war nicht immer so, beispielsweise in der Pubertät. Heute sind

---

[1] „Mama ist anders gesund" Kindern Multiple Sklerose erklären! Dieses Kinderfachbuch gibt es auch für Papas mit MS.

meine Hilfsmittel kein Problem mehr für beide. Die Kinder spüren, wenn es mir nicht gut geht und helfen, wo sie nur können. Aber es gab ja auch zig gute Tage in den letzten achtzehn Jahren meiner MS-Karriere, und die haben wir genossen und zusammen verbracht, wie andere Familien auch.

22.15. Machst du Sport? Was empfiehlst du?

Ja – unbedingt, wenn möglich.
Nach der Diagnose sollte Krankengymnastik nicht meinen Alltag bestimmen. Die ersten Jahre meiner Erkrankung walkte ich noch und bin gewandert. Mit den Kindern war ich auch gefordert, entweder gingen wir in den Wald ganzjährig und im Sommer viel schwimmen. Im Verlauf der MS änderten sich die Sportarten. Ich verabschiedete mich vom Skifahren, denn die Unfallgefahr war mir zu groß, da sich vermehrt Probleme mit der Koordination im linken Bein und mit dem Gleichgewicht bemerkbar machten. Einige Jahre ging ich ins Fitnessstudio. Ich brauche einen körperlichen Ausgleich zu den einseitigen Bewegungen im Alltag und der Sport „macht meinen Kopf frei". Außerdem hilft mir das Training zur Besserung meiner Fatigue. Leider änderte sich diesbezüglich im Laufe der Jahre einige Dinge.

Heute schwimme ich manchmal im Sommer, klettere wenn möglich in unserer Gruppe und gönne mir Feldenkrais. Doch ehrlicherweise gebe ich zu, oft übe ich diese Dinge nicht regelmäßig aus, gerade in 2022. Zu viele Rückschläge durch eine Krankheitsaktivität und die Plasmapherese zwangen mich Monate in den Rollstuhl. Nun versuche ich seit dem Herbst wieder Boden unter den Füßen zu bekommen.

Meine Empfehlung aus vielen Gesprächen mit anderen ist, wenn der Verlauf der MS es zu lässt, sollte man seine gewohnten Sportaktivitäten weiterhin ausüben. *Die Beweglichkeit bei der MS zu erhalten ist enorm wichtig, angepasst an das Leistungsvermögen jedes Einzelnen.* Ein Ausdauersport sollte ergänzend zu anderen Behandlungsmethoden durchgeführt werden. Extreme Belastungen, wie bei Hitze im Sommer, sollten vermieden werden. Nach einem Schub und einer Kortison-Stoßbehandlung sollte man kurze Zeit pausieren, dann langsam mit dem Training wiederbeginnen. Um Entspannung und Beweglichkeit zu erhalten sind beispielsweise Yoga, Quigong oder Feldenkrais sinnvoll. Es gibt kein Patentrezept. Jeder MS-Erkrankte muss für sich und an seine Lebenssituation und Behinderung angepasste sportliche Betätigungen finden. Manchmal sind mehrere Versuche und ein Ausprobieren notwendig, um das für sich „Richtige" zu finden. Schonung, wie noch vor über zwanzig Jahren empfohlen wurde, ist kontraproduktiv. Studien belegen das.

Mein Tipp: Packen Sie die Badehose ein oder bezwingen Sie die Kletterwand - egal was - tun Sie es!

22.16. Warum weitere unsichtbare Symptome hier keinen Platz finden?

Mittlerweile besitzen Sie bereits einiges Wissen über
die Krankheit MS – etwa wie die Diagnosestellung
durchgeführt wird und welche, die drei unsichtbaren
Symptome sind, wie die Fatigue, die Blasenschwäche
und die Depressionen. Anzeichen, die man auf den
ersten Blick nicht sieht und lange verborgen bleiben,
also unsichtbar.
In meinem Ratgeber "Wir haben MS und keiner sieht
es!" (Neuauflage 2023 beim Kampenwand-Verlag)
schrieb ich noch über die Krankheitszeichen Uhthoff-Phänomen, Trigeminusneuralgie, Spastiken,
Tremor, Ataxie, Kognitive Störungen, Sprach- und
Sehstörungen, Blasen- und Darmstörungen, Sexua-
lität, verschiedene alternative Methoden, Ernährung
und vieles mehr. Ich könnte es mir einfach machen
und das Manuskript hier in mein Buch einfügen, aber
es würde den Rahmen des Themas sprengen und
wäre unfair meinen Lesern gegenüber, die beileibe
nicht wenige sind, die den Ratgeber gekauft haben.

Sehen Sie es mir nach, dass Sie 'nur' rund um die
Diagnosestellung wertvolle Informationen und alle
gängigen (Stand: 12/2022) Therapien bekommen

und eventuell zu meinem kleinen Ratgeber greifen müssen, um noch mehr über "Ihre" Multiple Sklerose zu erfahren. Erstbetroffenen reichen oft diese Erklärungen erstmals.

Lassen Sie sich Zeit bei der Annahme und dem Akzeptieren dieser Erkrankung. Alles braucht seine Zeit. Nehmen Sie sie! Das kommende Zitat wird Ihnen hoffentlich etwas helfen und ansonsten schreiben Sie mich an — ich bin für Sie da.

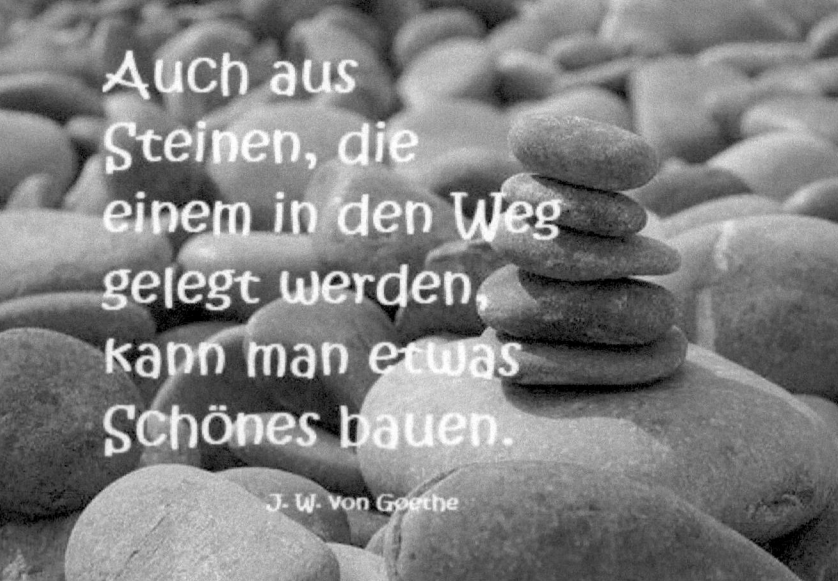

Auch aus Steinen, die einem in den Weg gelegt werden, kann man etwas Schönes bauen.

J. W. von Goethe

23. Fremdwörter zum Nachschlagen

AEP: akustisch evozierte Potenziale
(zur Messung der verzögerten Leitfähigkeit des erkrankten Hörnervs)

Ataxie: Störung des Bewegungsablaufs

Aphasie: Störung der Sprache
(Sprachverständnis und -produktion)

Autoimmunerkrankung: Erkrankung, bei der sich das Immunsystem gegen körpereigene Zellen oder Gewebe richtet.

Axon: der Fortsatz einer Nervenzelle, der die elektrischen Nervenimpulse weiterleitet

Blut-Hirn-Schranke: eine Barriere, die das Zentralnervensystem (ZNS) vom Blutgefäßsystem trennt. Sie dient dazu, dass keine schädlichen Stoffe z.B. Bakterien und Viren, in das ZNS eindringen können.

BWS: Brustwirbelsäule

Chronisch progredient: langsam fortschreitend

Cortison: Stresshormon, das durch ACTH[2] aus der Nebennierenrinde freigesetzt wird

Demyelinisierung: Entmarktung einzelner Nervenfasern

---

[2] Das Hormon **ACTH** wird von der Hypophyse (Hirnanhangsdrüse) gebildet. Es reguliert die Bildung der Nebennierenrindenhormone, wobei es auf die Bildung und Freisetzung von Kortisol die stärksten Effekte hat.

Dysästhesien: Sensibilitätsstörungen/Missempfindungen d.h. „verfälschte" oder unangenehme und mitunter schmerzhafte Wahrnehmung von Berührungs- oder Temperaturreizen

EDSS: engl. Expanded Disability Status Scale nach Kurtzke: die Werte geben den Grad der Behinderung und der Gehstrecke an. Die Skala wird in 0,5er Schritte eingeteilt und zwar von 0 bis 10
EEG: eine Methode zur Messung der Gehirnströme
Evozierte Potenziale: ein diagnostisches Verfahren zur Testung der Nervenleitgeschwindigkeit (AEP, SEP, MEP, VEP), ausgelöst durch akustische, sensorische, motorische und optische Reize

Fatigue: vorzeitige unnatürliche Ermüdbarkeit bin hin zur totalen Erschöpfung auf der körperlichen und/oder geistigen Ebene

Gangataxie: Unsicherheit beim Gehen, die sich als staksiges Gangbild bemerkbar macht

Hemiparese: Halbseitenlähmung
Hirnstamm: verlängertes Rückenmark, verbindet Rückenmark mit Gehirn
Hüftdysplasie: angeborene Verrenkung im Hüftgelenk, Kopf tritt aus der Pfanne

Immunmodulatoren: beeinflussen das Immunsystem durch Medikamente z.b. Interferone

Immunsuppressiva: unterdrücken das Immunsystem durch Medikamente z.b. Mitoxantron, Cladribin

Interferone: sind Eiweiße, gebildet in menschlichen und tierischen Zellen und beeinflussen (modulieren) das Immunsystem

intramedullär: im Rückenmarkskanal

Koordinationsstörungen: Störungen, um gezielte Bewegungen auszuführen

Läsionen: Schädigungen und Störungen von Gewebestellen

Lhermitte-Zeichen: Nackenbeugezeichen: beugt man den Kopf stark nach vorne, können Missempfindungen in den Armen und am Rücken auftreten

Liquor: Rückenmarkswasser

LWS: Lendenwirbelsäule

Lumbalpunktion: Rückenmarkspunktion in der Höhe der Lendenwirbelsäule (LWS) zur Gewinnung von Liquor

Motorik/motorisch: die Bewegung betreffend

MRT: Magnetresonanztomografie ist ein bildgebendes Verfahren, bei dem Körperbereiche, wie dem Kopf, einem Magnetfeld ausgesetzt wird und dadurch detailgetreu und in Schnittbildern dargestellt wird

Myelin: Isolationsschicht der Nerven, bestehen aus Fett, Eiweiß und Wasser

Myelinscheide: die Umhüllung des Axons einer Nervenzelle, besteht aus Myelin

Nucleusprotrusion: Bandscheibenvorwölbung
Neuron: Nervenzelle

Ödem: Flüssigkeitsansammlung
Oligodendrozyten: myelinbildende Zellen im ZNS
Oliklonale Bande: Verbund spezialisierter Zellen, die das Myelin im ZNS bilden
Opticusneuritis: Sehnerventzündung

Paraesthesien: kribbelnde Missempfindungen in Armen und/oder Beinen, „Ameisenlaufen"
Parese: unvollständige Lähmung
periventrikulär: am Rande der Gehirnkammern
Plaque: entzündlicher und später narbig veränderter MS-Herd
PML: Progressive Leukenzephalopathie (=eine durch das JC-Virus hervorgerufene schwere Gehirninfektion, die zu einer schweren Behinderung führen oder tödlich verlaufen kann)

Polyradiculitis: Virus, der die Wirbelsäule befällt

Remission: Rückbildung von Symptomen
Rezidiv: Wiederauftreten von Krankheitszeichen

Schub: Summe aus einem oder mehreren Entzündungsherden mit entsprechenden Ausfallserscheinungen

SEP: sensibel evozierte Potenziale (zur Messung für die verzögerte Leitfähigkeit sensibler Nerven in Armen und Beinen)

Sklerose: bei der MS narbig verheilter Entzündungsherd bzw. des entzündeten Nervengewebes

Spastik: erhöhter Muskeltonus (Muskelsteifigkeit)

Symptom: Krankheitszeichen

Tetraparese: unvollständige Lähmung beider Arme und Beine

Tremor: ein Zittern, das unwillkürlich auf die Hände, Beine oder des Kopfes wirken kann

Uhthoff-Phänomen: nach körperlichen Anstrengung auftretende vorübergehende Verschlechterungen bestehender Symptome

VEP: visuell evozierte Potenziale (zur Messung für die verzögerte Leitfähigkeit im erkrankten Sehnerv)

ZNS: ist das Zentralnervensystem; gebildet aus dem Gehirn und Rückenmark, das als Kommandozentrale für unserem Körper dient

24. Meine Gedichte aus MS-Gedanken-spiele I −IV

Meine freundliche MS!

Heut bin ich gut gelaunt, meine MS.

Freundlich dir gesinnt,

du flüsterst mir leise Wörter zu,

ich schmunzle und ignoriere dich.

Mademoiselle und Madame MS,

sitzen in einer Reihe,

griesgrämig die eine, giftig die andere,

schwarzer Hut und grüne Schuh,

geschmacklos wie ihre Witze und Aktionen,

beide in Schüben, dann chronisch,

Mademoiselle und Madame MS,

ihr könnt mich mal!

Morgen bin ich gut gelaunt, meine MS.

Gelassen zeige ich dir den Rücken,

du pfeifst nach mir, ich ignoriere dich,

ich schmunzle und freu mich für mich.

Diagnose und Verlauf

Diagnose

Der Abgrund tut sich auf.

Ich stürze ins Bodenlose.

Schmerz in meiner Seele.

Aber das Leben fängt mich auf.

Meine Kinder.

Das Leben danach

Ich beweine mich, mein Leben.

Ich will nicht akzeptieren.

Ich will hassen.

Ich will zurück.

Ich will mein altes Leben.

Doch die Zeit heilt alle Wunden.

Das Leben geht weiter

Frauenpower

Das Schreiben beflügelt mich.

Räumt meine Seele auf.

Schubladen werden geöffnet.

Geleert und verarbeitet.

Schubladen werden geschlossen.

Das Leben geht weiter.

VERLAUF

Die Berg- und Talfahrt beginnt.

Bitte anschnallen.

Zurücktreten vom Alltag des Lebens.

Einsteigen und Türen schließen.

Kortisoncocktail, welch Genuss.

Nebenwirkungen nicht zu bremsen.

Der Alltag fliegt am Fenster der Klinik vorbei.

Ich möchte aussteigen,

aber es gibt hier keine Haltestation.

Interferone und Copaxone steigen ein.

Keine amüsanten Mitreisenden.

Zum Glück steigen sie wieder aus.

Aber der nächste Mitreisende

Ein griesgrämiger Alter

Im Gepäck die PML.

PROGREDIENZ

Ich stelle Fragen.

Mal wieder.

Die Zeit spielte gegen mich.

Neue Wege zeigen sich.

Blaues Blut mit Mitox.

Schleichend abwärts.

Noch ist nichts verspielt,

aber wie schnell die Jahre verflogen.

Das Ende ist offen.

Das Leben vor und nach der Diagnose

Gegensätze

Ich laufe den Berg hinauf.

Die Sonne wärmt mein Gesicht.

Ich greife alles Alltägliche.

Ich sehe klar und deutlich die Welt.

Ich lebe, ohne zu denken an das Selbstverständliche.

Ich laufe nur zum Bergrand.

Regen und Gewitter ziehen auf.

Ich greife oft daneben, Tassen fallen zu Boden.

Ich sehe verwaschen und stolpere durch die Welt.

Ich lebe bewusst, dass nichts selbstverständlich ist
auf Erden.

Die MS trat in mein Leben

Die MS trat in mein Leben,

still und leise,

ich ahnte nichts von ihrer Wut und Ausdauer.

Die MS zeigt mir meine Grenzen,

jeden Tag aufs Neue,

gnadenlos.

Die MS krempelte mein Leben um,

nichts ist, wie vorher,

doch zeigte sie mir neue Wege.

Die MS macht einsam,

sie macht mutig,

sie verändert mich,

sie verändert die anderen.

Die MS spiegelt mein Leben,

Ruhe statt Ruhelosigkeit,

Hoffnung statt Frust,

sie stärkt mein Ich.

Die MS ist ein Teil meines Lebens,

mal mehr, mal weniger,

ich träume und hoffe,

ich lasse los und vergebe.

Die MS stärkt mich,

zeigt mir wahre Freunde,

vertreibt einen geliebten Menschen

und doch möchte ich sie nicht mehr missen.

Wechselbäder

Weder warm noch kalt,

weder unten noch oben,

weder himmelhochjauchzend

noch zu Tode betrübt,

weder chic noch out,

weder Nacht noch Tag,

weder mit Stil noch ohne,

weder mit Schuhen noch barfuß,

weder mit Therapie noch ohne,

weder mit Schub noch Schüben,

Die MS ... sind Wechselbäder

unserer Gefühle.

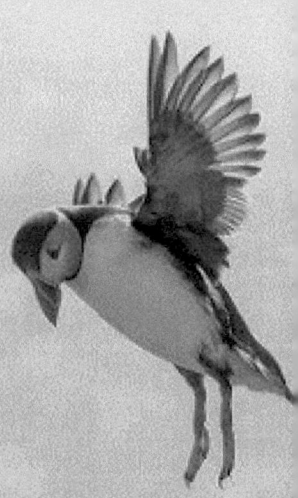

Stehaufmännchen

Ein Gerücht,

auch wenn viele es meinen,

ich lernte nur nach vorne zu blicken,

strauchle genauso wie andere,

jammere vielleicht weniger,

falle genauso oft hin,

doch um Hilfe schreien,

bringt doch nichts,

ich bin weiß Gott kein Stehaufmännchen,

der Schein, der trügt!!

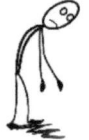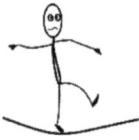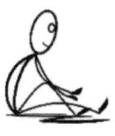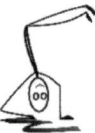

Über die Autorin

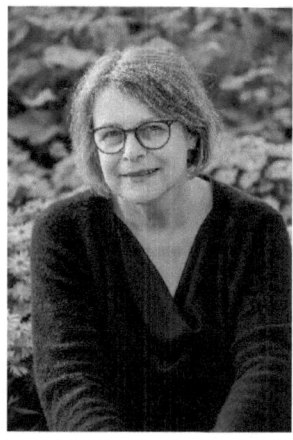

Caroline Régnard-Mayer, Bloggerin und Autorin, geboren 1965, von Beruf MTLA. Berentet seit 2005 durch ihre Erkrankung MS (Multiple Sklerose). Sie hat zwei Kinder und lebt in Landau in der Pfalz.

Die Autorin schreibt Ratgeber für andere Betroffene zur Ermutigung und Information, ebenso zur eigenen Krankheitsbewältigung. Bekannt in Fachkreisen wurde sie mit ihrem ersten Buch „Frauenpower trotz MS … aus dem Leben gegriffen!". Das wichtigste Buch für die Autorin ist ihr Ratgeber "Wir haben MS und keiner sieht es!", unsichtbare Symptome bei Multiple Sklerose (Erstauflage 2015 / 111 Rezensionen). Ab 2023 als Neuauflage erhältlich im Kampenwand-Verlag. Alle Bücher leisten einen wichtigen Beitrag zur Stärkung und Information der Betroffenen und ihren Angehörigen. In diesem Jahr erschienen zwei Kinderfachbücher.

Ein paar letzte Gedanken und ein Dankeschön

An all diejenigen Menschen, die mich unterstützen, egal bei welchem Buchprojekt, die an mich glauben und die mich nicht ständig an mein „anders gesund sein" erinnern.

Ich brauche das Schreiben wie die Luft zum Atmen, es hilft mir, meinen Alltag und Madame MS für viele Stunden zu vergessen.

Danke an meine Testleser Wiebke, Heidi, Andrea und Britta. Meine Korrektorin, die Dozentin ist und auch Fachliches mit mir besprochen hat. Norbert, der mir sein Foto der bunten Schnecke zur Verfügung stellte und mich auf das erste Gedicht aufmerksam machte.

Ich danke meinen Leser und Leserinnen in den sozialen Netzwerken und im realen Leben.

Meinen Kindern, deren Geduld während meiner Schreibstunden, Offenheit bei meinen Manuskripten und ihre Fürsorge für mich. Ihr seid einfach großartige Kinder.

Lieber Leser, liebe Leserin,

wenn Ihnen mein Buch gefallen hat, würde ich mich über eine Rezension auf Amazon oder anderen Buchportalen oder im Onlineshop, in dem Sie mein Buch gekauft haben, sehr freuen. Als Selfpublisher-Autorin bin ich auf Unterstützung meiner Leserschaft angewiesen. Auch wenn ich ab 2023 Verlagsautorin bin. Das macht mich megastolz nach über 15 Jahren als Selbstverlegerin. Ich bin dankbar über jede konstruktive Kritik aber auch ein Lob, denn nur so kann ich daraus lernen und weiter erfolgreich für Sie schreiben!

  Folgen Sie mir gerne in den sozialen Netzwerken oder auf meinem Blog www.frauenpowertrotzms.de. Ich freue mich über jeden Kontakt mit Ihnen.

Ihre Caroline Régnard-Mayer
Eure Caro

Dezember 2022

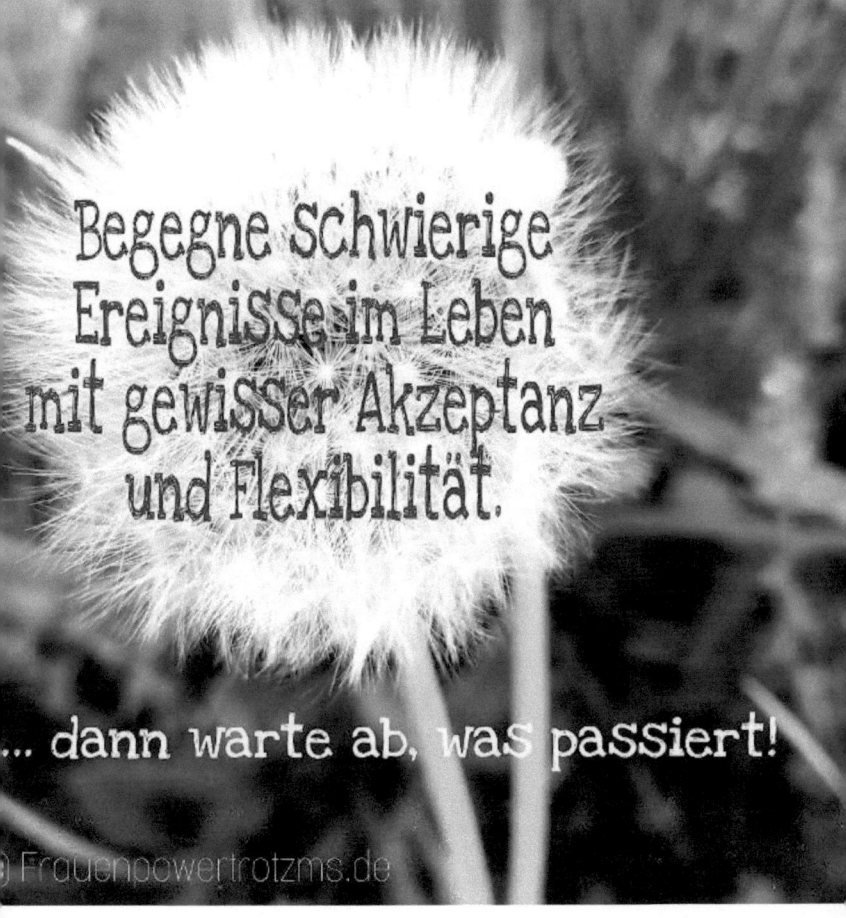

Begegne Schwierige
Ereignisse im Leben
mit gewisser Akzeptanz
und Flexibilität.

... dann warte ab, was passiert!

© Frauenpowertrotzms.de